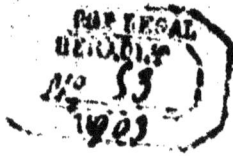

Dr Isidore SAGOLS

Contribution à l'Etude

Des Blessures

DE LA

eine Cave Inférieure

Au Cours de la Néphrectomie

MONTPELLIER
G. FIRMIN, MONTANE ET SICARDI

CONTRIBUTION A L'ÉTUDE

DES

BLESSURES

DE LA VEINE CAVE INFÉRIEURE

AU COURS DE LA NÉPHRECTOMIE

PAR

Isidore SAGOLS

DOCTEUR EN MÉDECINE

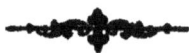

MONTPELLIER

IMPRIMERIE Gustave FIRMIN, MONTANE et SICARDI

Rue Ferdinand-Fabre et Quai du Verdanson

1903

A LA MÉMOIRE DE MA MÈRE

A MON PÈRE

A MA SOEUR

A MON BEAU-FRÈRE

A MES AMIS

I. SAGOLS.

A MON PRÉSIDENT DE THÈSE

MONSIEUR LE PROFESSEUR FORGUE

I. SAGOLS.

Notre première pensée, au début de ce travail, va à ceux qui nous sont particulièrement chers. Notre père nous a soutenu et encouragé aux heures difficiles ; notre sœur et notre beau-frère nous ont toujours prodigué leur affection. Incapable d'exprimer ce que nous ressentons pour eux, nous leur adressons l'expression de notre profonde reconnaissance et de notre éternel dévouement.

C'est à M. le professeur Forgue que nous sommes redevable de l'idée première de notre sujet. Nous avons suivi ses savants conseils ; c'est à lui que nous devons nos expériences. Nous le remercions de tout cœur d'avoir bien voulu nous faire l'honneur d'accepter la présidence de notre thèse.

M. le professeur Ville nous a, au cours de nos études, donné de nombreuses marques de sympathie ; qu'il soit assuré de toute notre gratitude.

Nous conserverons le meilleur souvenir de M. le professeur Hédon, qui nous a témoigné la plus grande bienveillance.

Enfin, nous avons à cœur d'affirmer à ceux qui nous ont donné des preuves d'amitié sincère, combien il nous est pénible de nous séparer d'eux. Nous n'oublierons jamais les années passées ensemble. Ils peuvent compter sur notre sympathie et notre dévouement.

INTRODUCTION

Environ 500 néphrectomies ont été opérées jusqu'à ce jour. Nous avons pu réunir sept observations de blessure de la veine cave inférieure au cours de ces interventions.

Pour des raisons particulières que nous examinerons tout à l'heure, ces lésions sont toujours survenues pendant l'extirpation du rein droit. Comme les deux reins sont également atteints par les diverses tumeurs malignes, cela nous donne 7 cas de blessure de la veine cave sur 250 néphrectomies, soit approximativement une proportion de 3 %, ce qui donne une fréquence assez élevée.

Dans ce travail, nous cherchons à préciser les conditions anatomo-pathologiques et opératoires dans lesquelles se produisent ces blessures, les conséquences de pareilles lésions et la conduite à tenir en présence d'une telle éventualité. Nous nous appuyons uniquement sur les observations fournies par la clinique. Nos conclusions sont conformes à ce que les connaissances chirurgicales et expérimentales actuelles présentent de plus logique, de plus rationnel, de plus scientifique.

L'ordre que nous avons adopté est le suivant :

1° Observations cliniques.

2° Conditions dans lesquelles on blesse la veine cave.

    a) Conditions anatomiques.

    b)   —   anatomo-pathologiques.

    c)   —   opératoires.

3° Suites cliniques (pronostic) de ces lésions.

4° Traitement.

    a) Suture veineuse.

        Données expérimentales.

        Données cliniques.

    b) Ligature totale.

        Données physiologiques.

        Données cliniques.

        Physiologie pathologique.

5° Conclusions.

CONTRIBUTION A L'ÉTUDE

DES

BLESSURES DE LA VEINE CAVE INFÉRIEURE

AU COURS DE LA NÉPHRECTOMIE

OBSERVATION PREMIÈRE

(Professeur Lücke) [1]

Néphrectomie. — Déchirure de la veine cave sans hémorragie. — Mort d'urémie

En juillet 1880, s'est présenté à mon examen M. B..., maître d'école du Palatinat. Il avait remarqué depuis longtemps une augmentation de volume de la région hypogastrique et il pouvait même constater une dureté du côté droit. Mais comme aucune autre gène ne s'ajoutait à cet état, il s'était fait récemment examiner par le médecin du district, docteur Müller, à Weingarten, qui me l'envoya. Ce n'est que dans les derniers temps qu'étaient survenus un amaigrissement croissant, un peu d'anorexie, des douleurs dans l'hypogastre. Je constatai alors dans la région lombaire, chez cet homme pâle, mais à état général bon, une tumeur de la grosseur d'un œuf d'autruche, presque comme une boule, du côté droit de l'abdomen. Cette tumeur était lisse au toucher, douloureuse à la pression, se laissait mouvoir facilement en haut, en bas et vers la ligne médiane. La région lombaire droite offrait certainement une moindre résis-

---

(1) Traduction due à l'obligeance de M. Rivière

tance que le gauche, lorsque le malade étant dans la position debout ou couchée, on essayait de la presser fortement.

Sécrétion urinaire normale.

Je portai le diagnostic de sarcome du rein ; on ne pouvait pas naturellement indiquer si cette tumeur s'était formée dans un rein flottant. Comme l'extirpation de la tumeur, en l'absence de toute contre-indication, pouvait amener la guérison, cette opération fut proposée au patient. Il se décida pour l'opération, qui fut faite le 1er août dans la maison des Sœurs de cette ville : j'avais comme aide mon ami le professeur Freund. L'incision médiane fut faite en commençant au-dessus de l'ombilic. Les intestins qui étaient placés devant la tumeur furent réclinés à gauche, le péritoine au-devant de la tumeur fut incisé. Il y eut une légère perte de sang et les vaisseaux sectionnés furent liés. La tumeur très mobile fut énucléée avec les mains, ce qui fut possible sans grande perte de sang. Je pénétrai ensuite vers le hile et cherchai d'abord à l'isoler avec les doigts pour y passer une double ligature de soie que j'avais déjà toute prête. Pendant que je tirais en dehors de la blessure la tumeur très lisse et très glissante, celle-ci s'arracha tout à coup et roula sur le plancher de la chambre. Aussitôt un sombre et noir flot de sang remplit la cavité abdominale. Nous plaçâmes des éponges phéniquées et de la gaze phéniquée et nous exerçâmes avec les mains une forte pression. Le pouls et la respiration du malade, anesthésié au chloroforme, n'avaient pas changé. La compression fut continuée pendant quelques minutes et on retira ensuite avec précaution, les uns après les autres, les morceaux de gaze et les éponges. Nous sentîmes un cordon long de plusieurs centimètres, qui fut saisi avec des pinces. L'hémorragie cessa. La cavité abdominale fut soigneusement nettoyée. Le cordon et plusieurs autres encore furent liés avec du catgut.

Après avoir attendu longtemps pour nous bien convaincre de la cessation définitive de l'hémorragie, la cavité abdominale fut complètement fermée par des sutures du péritoine, des muscles, enfin de la peau. La plaie fut recouverte d'un Lister passablement compressif.

Le soir de l'opération et le matin suivant, le patient n'avait pas de fièvre. L'abdomen était mou et non douloureux. Deux selles liquides. L'esprit du malade est libre. Pouls mou, modérément rapide. Pas de vomissements.

Le soir, pas de fièvre. Nausées. Le malade n'avait pas encore uriné. Selles molles. Ventre mou et insensible.

La nuit, sueurs froides, pas d'urine dans la vessie, selles molles. Le matin, pas d'élévation de température ; pouls rapide, petit ; nausées fréquentes, quelques vomissements, l'esprit du malade libre.

Le collapsus arriva, accompagné d'une augmentation de diarrhée aqueuse et de vomissements intermittents. Le patient mourut le quatrième jour après l'opération, sans qu'il existât le moindre signe de péritonite.

OBSERVATION II

Schede, 1892. — *Arch. für klin. chir.*, vol. XLIII, p. 385.)

Au milieu du mois de novembre dernier, je fus consulté par M. de R...., ingénieur, âgé de 18 ans, bien portant et paraissant jouir d'une santé florissante. A l'âge de 15 ans, il avait eu une néphrite. Pendant l'automne de 1887, à l'occasion d'une chute, il ressentit une violente douleur dans la région rénale droite. Le lendemain, se produisit une hématurie qui dura huit jours et affaiblit considérablement le malade.

A dater de ce jour, les hématuries se répétèrent avec une fréquence variable et sans paraître altérer l'état général du malade, qui s'était surtout aggravé depuis vingt jours environ au moment où celui-ci me consulta. Il émettait par l'urèthre du sang et des caillots allongés, d'aspect vermiforme, paraissant tout à fait moulés dans l'uretère et dont la descente à travers ce canal provoquait de très vives douleurs.

A l'exploration, je trouvai du côté droit une tumeur arrondie, volumineuse, de consistance solide, située derrière le côlon ascendant et ne pouvant intéresser que le rein droit.

L'extirpation fut proposée et acceptée par le malade.

L'opération eut lieu le 25 novembre. Je fis une incision de 20 centimètres parallèle à la douzième côte, et partant du bord antérieur de la masse sacro-lombaire. Mais quand j'eus reconnu la

tumeur, étant donné son volume, il fallut faire une nouvelle incision de façon à réséquer la douzième côte. Le péritoine fut ensuite
incisé, et à la main je libérai peu à peu la tumeur. Ceci fait, le
pédicule était si court, qu'il ne fallait pas penser à lier séparément
les vaisseaux du hile. J'étreignis celui-ci au moyen d'un lien élastique, et je sectionnai en avant de la ligature. L'examen du moignon
fit reconnaître :

1° Qu'il restait encore quelques portions de la tumeur ;

2° Qu'une partie de la paroi latérale de la veine cave inférieure
était prise dans la ligature élastique.

Lorsque j'eus fermé la plaie péritonéale, j'essayai de détacher des
vaisseaux le reste de la tumeur. Je réussis à isoler une portion d'artère rénale assez longue pour pouvoir la lier. Quant à la veine, elle
n'existait plus à l'état de vaisseau isolé.

Je ne voulais pas laisser à demeure une ligature même latérale
de la veine cave. Je comprimai ce vaisseau au-dessus et au-dessous
du point lié. J'enlevai mon lien et j'essayai de libérer de nouveau la
paroi. Il se produisit une abondante hémorragie venant de la veine
rénale gauche qui s'abouchait en face. Avec deux pinces à forcipressure, dont les extrémités se rencontraient au milieu du vaisseau,
j'encadrai la solution de continuité. L'hémorragie cessa. Ce qui
restait de la tumeur put être enlevé tranquillement. Je constatai
alors sur la veine cave une plaie longue de 20 millimètres, que je
décidai de fermer par une suture. Je fis un surjet au catgut, et cela
sans difficulté. Ceci fait, j'enlevai les pinces et constatai, avec la
parfaite perméabilité du canal veineux, l'arrêt total de l'hémorragie.
La plaie fut bourrée de gaze iodoformée. On sutura les muscles sectionnés et la peau. Le pansement extérieur fut effectué en prenant
les précautions habituelles.

Pendant les premiers jours qui suivirent, tout alla pour le mieux.
Mais à partir du 9 décembre, le malade commença à décliner rapidement, et, le 13, la mort survint subitement.

A l'autopsie, l'examen des organes montra que la mort était le
résultat d'une dégénérescence graisseuse aiguë du cœur et des
divers organes, sur laquelle je n'insisterai pas. Ce qui nous
intéresse le plus, c'est l'état de la veine cave inférieure. Elle fut
incisée sur place. Nous constatâmes qu'elle était remplie de sang
liquide, ainsi que la veine rénale gauche. En face de la veine rénale

gauche, au point où devait s'aboucher la veine rénale droite, on voyait nettement la cicatrice. Elle se présentait sous la forme d'un arc à convexité peu élevée, de 2 centimètres de longueur environ, formant dans la veine cave une saillie qui rétrécissait légèrement la lumière du vaisseau. Ce rétrécissement, quoique marqué, ne paraissait pas avoir gêné la circulation. Au point de cicatrisation, les deux couches interne et externe étaient complètement et solidement adhérentes tout autour, la couche interne étant intacte, et rien ne permettait de supposer la formation d'un thrombus.

OBSERVATION III

(Du Professeur Helferich)

Fibro-myôme cellulo-strié de la capsule rénale d'une femme de 57 ans

L'observation a été prise sur une femme âgée de 57 ans, qui, depuis un an environ, avait remarqué au côté droit une tumeur dont la grosseur avait rapidement augmenté dans les derniers temps. Les douleurs étaient faibles : à certains moments seulement la malade éprouvait une sensation pareille à celle qui résulterait, par exemple, d'un poids, d'une pression. Polyurie et urine de temps en temps fortement albumineuse. La malade était fréquemment prise d'envies de vomir et les vomissements se produisaient dès qu'on exerçait une pression sur la tumeur. Le côlon était refoulé vers la ligne médiane et placé devant la tumeur. L'état général était satisfaisant.

Le 3 novembre 1885, après avoir endormi la malade au chloroforme, le professeur Helferich extirpa le rein droit avec la tumeur attenante. Mais pendant l'opération, la veine cave ascendante fut déchirée : le trou qui en résulta fut fermé par une ligature. La femme urina à peine dans la suite quelques centimètres cubes d'urine.

La mort eut lieu deux jours plus tard.

A l'autopsie, on ne trouva pas de métastase dans les autres organes ; le rein gauche était normal.

OBSERVATION IV

(Du professeur Zoge von Manteuffel)

Extirpation d'un carcinome du rein, avec résection d'un noyau carcinomateux
de la paroi de la veine cave. — Guérison

Christian Peedik, âgé de 49 ans, paysan, a été bien portant jusqu'en septembre 1898. A cette époque, il ressent des douleurs au
flanc droit; il présente de l'anorexie, de la tendance à la constipation.
Le malade urine librement, mais l'urine est foncée; pas d'hématurie.
Le patient maigrit fortement à cette époque.

Etat au 12 mars 1899 :

Le malade, amaigri, est d'une taille moyenne, la peau est pâle,
les muqueuses sont décolorées. Le tissu graisseux cellulaire sous-
cutané a en partie disparu. La peau est ridée, les muscles sont
flasques. Le système osseux ne présente rien d'anormal. Le cœur et
les vaisseaux sanguins sont en bon état.

Légère sclérose de nombreux vaisseaux. Pouls 100. T. 36°9. Le
bout du nez est légèrement violacé. Les poumons ne présentent rien
d'anormal. Partout on entend le murmure vésiculaire. Entre le
flanc droit et l'épine iliaque antérieure et supérieure, la paroi abdominale fait saillie. A la palpation, on trouve une tumeur lisse,
arrondie, dure, plus grosse qu'une tête d'enfant. La limite inférieure
de cette grosseur n'arrive pas à l'épine iliaque antérieure et supérieure; la limite supérieure remonte jusqu'au foie, et il n'est pas
trop facile de la délimiter à la palpation. Du côté de la ligne médiane, la tumeur s'étend en profondeur jusqu'à la colonne vertébrale, dont on peut encore nettement la délimiter. Même chose du
côté de la région lombaire. Pas de ballottement dans cette région,
bien que la tumeur soit mobile dans tous les sens. Elle suit les mouvements respiratoires. Elle ne peut pas être facilement délimitée du
foie à la percussion. La convexité de la tumeur est coiffée par le
côlon; à sa gauche, pas de tympanisme. La tumeur est douloureuse
à la pression. Pas de stase veineuse de la partie inférieure du corps,
pas d'œdème.

L'urine est un peu trouble et acide, pas d'albumine, pas de sucre, traces d'indican. Au microscope, on trouve des cristaux d'acide urique, des cylindres granuleux, des cellules épithéliales de la vessie et du rein (?). En 24 heures, l'urine = 1.200 à 1.300 c. c. D = 1.015.

Les jours précédant l'opération, T. = le soir, 38°6-38°7, et se maintient le matin à 37°1-37°5. — Pouls 100-101.

D'après sa situation, sa grosseur, sa forme et son évolution, la tumeur pouvait être considérée comme un carcinome du rein. Pendant l'opération, je crus avoir affaire à une tumeur du foie. Après une préparation suffisante à l'aide de laxatifs, de bains, etc., l'opération a lieu le 17 mars. Position latérale, chloroforme d'abord, éther ensuite.

L'incision commence sur le bord du grand dorsal, au-dessus de la douzième côte. Elle décrit un léger arc de cercle, directement sur la tumeur, jusqu'au bord externe du droit de l'abdomen. Après division des parois abdominales, on découvre la capsule adipeuse du rein, déjà infiltrée en partie par des masses carcinomateuses. Après avoir dégagé les deux pôles du rein ainsi que la capsule adipeuse, mise à nu de l'uretère, sur lequel on fait une double ligature et que l'on sectionne. L'extrémité périphérique est désinfectée et laissée en place. On isole ensuite, entre deux ligatures, les vaisseaux du rein, ce qui est difficile à droite, attendu que le rein ne se laisse nullement pédiculiser. Après la ligature du pédicule, le rein est adhérent à la région de la colonne vertébrale. Par suite, le péritoine et le côlon se trouvent déplacés vers le haut; le péritoine est ouvert. Voici alors ce que l'on observe : la tumeur est située sur la veine cave et présente un pédicule large de 6 centimètres, épais de 1 centimètre, ou plutôt ce pédicule traverse la paroi veineuse en gardant ces mêmes dimensions. Cette tumeur envoie à l'intérieur de la veine un prolongement d'un blanc brillant, long de 10 centimètres, épais de plus d'un travers de doigt, auquel sont annexés des rameaux mobiles dans le sens de la circulation veineuse.

Que faire alors ? Devais-je amputer la tumeur au point d'insertion à la veine cave et laisser le prolongement, qui serait, à coup sûr, emporté vers les poumons ? Après avoir hésité un moment, je résolus d'extirper la tumeur de la veine cave.

Je devais éviter que quelque parcelle de la tumeur ne se détachât et ne fût portée plus loin. C'est pourquoi je plaçai une pince à estomac de Collin, recouverte au préalable de deux drains en gomme élastique, directement au-dessous du diaphragme, un pouce plus haut que les prolongements flottants dans la veine cave.

J'étais sûr alors qu'aucune parcelle du néoplasme ne se dégagerait pendant les actes opératoires ultérieurs et n'irait jusqu'aux poumons. Je coupai la tumeur principale de façon à ce qu'une assez grande portion du pédicule restât adhérent à la veine. Je saisis alors le pédicule avec la pince de Muzeux et fis une incision dans la partie saine de la paroi veineuse, tout autour du noyau carcinomateux, tandis que mon assistant comprimait la veine cave, complétement distendue au-dessous, contre la colonne vertébrale. La tumeur, légèrement attirée, avait encore contribué à obturer l'ouverture, qui avait à peu près 9 centimètres de long et 2 centimètres et demi de large. Mais lorsque j'eus enlevé complétement le pédicule, un flot de sang inonda la plaie, car j'avais oublié de comprimer la veine rénale de l'autre côté (Schede). J'ai aussitôt comprimé le vaisseau qui saignait avec la partie externe de l'éminence thénar, et suturé avec la main gauche l'ouverture de la veine.

Après cette première suture, je fis comprimer par un aide et passai une autre suture par-dessus la première, parce que cette dernière suintait encore légèrement à la périphérie. Après avoir enlevé les mains qui faisaient la compression, il persistait encore un écoulement sanguin à peine perceptible. La pince qui était appliquée au niveau du diaphragme étant enlevée, je fis par-dessus la suture un adossement de tissu conjonctif. L'hémorragie s'était arrêtée, le sang suivait son cours normal et, au point de suture, le calibre du vaisseau était réduit de moitié. La compression de la veine cave avait duré 15 minutes ; le pouls, qui avait été bon jusqu'à ce moment-là, devient mauvais et à peine perceptible. Deux minutes après l'enlèvement de la pince, le pouls est plus fort, bon et plein. Je terminai alors rapidement l'opération en fermant le péritoine par un surjet, les muscles par des points de suture, et sur la peau je fis un Lister; cependant, par une ouverture dans la région du triangle de Petit, je glissai une compresse de gaze iodoformée. extrapéritonéale. atteignant le tronc des vaisseaux du rein.

L'opération avait duré 64 minutes ; le patient étant quelque peu dans le collapsus, on lui fit deux injections d'huile camphrée et une injection sous-cutanée de sérum artificiel. Le pouls, après cela, se remonta. Température du soir : 35°2. Pouls : 81.

Le lendemain : T. : 35°3 ; le soir : 32°9. Pouls : 100-106. Urines des 24 heures : 600. A cause de la grande soif qu'éprouve le malade, on lui donne un lavement salé, du lait caillé et du bouillon. Le patient se plaint de douleurs à la région précordiale ; il transpire énormément, au point que les draps sont mouillés.

Le 20 mars : T. : 36°7. Le soir : 36°7. Pouls : 122-116. Urine : 1000 cent. cubes. On administre un lavement plus abondant. Outre les manifestations précédentes, sont survenues des sueurs et des douleurs au creux épigastrique, ce que j'attribuai à la pince appliquée sur la veine cave et aux ligatures des vaisseaux.

Cet état persiste le lendemain et les jours suivants.

Le cinquième jour, la température monte à 38°5 ; la sueur diminue. Pensant à une stase dans le côlon, j'administrai du séné ; deux selles s'ensuivirent, et le malade fut considérablement soulagé. La température resta un peu élevée : 37°5-37°6 jusqu'au huitième jour.

Le patient se mit à tousser un peu. Le huitième jour, on change le pansement ; à noter des râles de bronchite. Pansement sec.

La plaie est à peine souillée par le sang, on fait un pansement un peu plus lâche.

A partir de ce moment l'amélioration s'accentue tous les jours. Selles quotidiennes. Bon appétit. T. normale : 36°8, 37°3-4. Au quinzième jour, on enlève les tampons, et on change le second pansement, qu'on remplace par un pansement superficiel de gaze iodoformée. Le seizième jour, le malade peut s'asseoir sur le lit, le dix-huitième sur la chaise. Le vingt-troisième, il quitte le lit, et le trente-neuvième jour après l'opération, il quitte l'hôpital.

J'avais gardé le malade plus longtemps, afin de pouvoir l'observer encore. Il s'était excellemment fortifié. Il avait repris des couleurs, il faisait quotidiennement une promenade. On ne pouvait remarquer la moindre stase des veines collatérales.

Pendant les premiers jours qui suivirent l'opération, on trouva des traces d'albumine et des cylindres dans l'urine. Cela disparut totalement à la fin de la deuxième semaine.

A son départ, il n'y avait pas de substance anormale dans l'urine. La cicatrice était partout molle, les poumons libres.

L'augmentation de poids était considérable.

OBSERVATION V

(Due à l'obligeance de M. le Dr Houzel)

Déchirure de la veine cave inférieure au cours d'une néphrectomie pour volumineuse et vieille pyonéphrose. — Ligature. — Guérison.

Marie D..., matelotte, âgée de 36 ans, vint me trouver à la fin de mai 1900, et me raconta ainsi son histoire :

Gagnant péniblement sa vie à crier du poisson dans les rues, malgré son dur métier, elle avait toujours été bien portante jusqu'en décembre 1899. Elle commença alors à souffrir dans le ventre et à tousser. Le médecin qui la soignait guérit rapidement sa toux, mais ne trouva rien dans le ventre. Continuant à souffrir, ayant de la fièvre et ne pouvant plus uriner, elle appela un autre médecin qui lui donna du sel d'Epsom. A la suite de plusieurs prises de ce sel, elle urina, mais elle remarqua que ses urines contenaient des glaires et du pus. Ses douleurs augmentant ainsi que son ventre, elle vint me consulter le 27 mai 1900.

Je trouvai une petite femme brune, maigre, à la peau flétrie et terne. Son cœur et ses poumons étaient sains. En proie à la septi-cémie, elle avait une température de 40°, une inappétence absolue et une constipation opiniâtre.

Dans le flanc droit on trouvait une tumeur grosse comme une tête d'adulte, manifestement fluctuante, proéminant du côté des lombes et dépassant légèrement la ligne blanche en avant. Elle n'avait jamais remarqué de débâcle d'urine, et, après les mictions, la tumeur ne changeait pas de volume. Une zone de sonorité la séparait du foie. En avant, la submatité indiquait la présence du côlon aplati entre la paroi abdominale et la tumeur qui était rétro-péritonéale et ne pouvait provenir que du rein. Les urines, rendues en quantité normale, étaient pleines de pus. En les laissant dépo-ser, le pus occupait la moitié de la hauteur du liquide. Chaque soir la température oscillait entre 39°5 et 40°4. De toute sa personne s'exhalait une odeur fétide : on eût dit du poisson pourri, et malgré les bains nombreux que je lui fis prendre avant de l'opérer, cette odeur persista assez longtemps. L'ayant fait entrer à ma clinique, je lui fis une néphrotomie le 30 mai. Après avoir traversé une notable épaisseur de la paroi corticale du rein, je tombai dans une poche qui donna issue à environ trois litres de pus fétide.

Un gros drain fut enfoncé dans la plaie, qui fut recouverte d'un pansement aseptique. Dès le lendemain, la température était tombée à 37°. Les urines ayant cessé de contenir du pus, la poche ayant été désodorisée et désinfectée par des injections d'eau oxygénée, la malade retourna chez elle au bout de 7 jours. Il lui avait été recommandé de prier son médecin de lui faire des injections d'eau oxygénée par le drain, et de le retirer dès que la cicatrisation de la poche le permettrait.

Je n'en avais plus entendu parler et je la croyais guérie, quand elle revint à mon cabinet à la fin d'avril 1901. Elle était encore dans un plus triste état que lorsque je l'avais quittée un an auparavant. La peau plombée, l'aspect cachectique, elle avait encore maigri. Le drain que je lui avais mis n'avait pas été changé une seule fois et laissait écouler un pus abondant et fétide. Sa tumeur, augmentée, remplissait tout le flanc droit et descendait jusqu'à l'épine iliaque antérieure et supérieure.

Je la fis entrer de nouveau à la clinique, où je l'opérai le 3 mai 1901. Le chloroforme était donné par le docteur Lamiot et j'étais aidé par les docteurs Bourgeois et Deseille. Je me proposais d'enlever la tumeur d'un seul bloc, afin que le pus ne souillât la plaie.

A cet effet, l'orifice de la fistule fut solidement fermé par deux puissantes pinces à griffes qui furent recouvertes et enveloppées par des compresses stérilisées. L'incision, partant de la dernière fausse côte, passait en avant de l'ouverture obturée de la fistule et, s'incurvant en avant, allait jusqu'à l'épine iliaque antérieure et supérieure. En arrivant sur le péritoine, j'essayai de le séparer de la tumeur avec le doigt garni d'une compresse stérilisée et de le récliner en dedans. Mais il adhérait si intimement à la tumeur, soudée à l'appendice et au péritoine du côlon ascendant, qu'il se rompit. Le paquet intestinal fut alors repoussé du côté du ventre et soigneusement isolé du champ opératoire par un lit de compresses stérilisées. Le haut de la plaie fut également garni de compresses stérilisées, afin d'isoler le foie qui apparaissait dans la plaie à chaque mouvement respiratoire. Pour me donner du jour, je prolongeai l'incision en arrière, parallèlement à la crête iliaque, et, avec le doigt toujours recouvert d'une compresse stérilisée, je continuai à isoler profondément la tumeur du côté du ventre.

La décortication était assez avancée, l'uretère reconnu était sectionné entre deux pinces, quand tout à coup, une traction sur la tumeur l'ayant fait presque entièrement basculer en dehors, le champ opératoire fut inondé d'un flot de sang veineux jaillissant de la profondeur. Le jet, de la grosseur du doigt, s'élançait avec tant d'impétuosité que, n'était la couleur du sang, on eût dit le jet d'une artère. Je saisis le vaisseau blessé entre le pouce et l'index gauche, dont les extrémités buttaient contre la colonne vertébrale, et je mis une pince au dessus et au dessous. Le champ opératoire ayant été nettoyé, je cherchai à me rendre compte du vaisseau qui avait été déchiré. C'était une veine grosse comme le pouce, couchée le long de la colonne vertébrale, à droite : la veine cave inférieure déchirée latéralement sur une longueur d'un centimètre. La déchirure siégeait sur la partie externe du vaisseau, à deux travers de doigt en dessous des vaisseaux du hile du rein. Malgré les deux pinces, il s'écoulait encore du sang du vaisseau blessé, la prise en était malaisée à cause de la profondeur de la plaie et de la colonne vertébrale contre laquelle buttaient les extrémités des pinces. Puis, voulant tenter de séparer la brèche par une suture latérale au catgut n° 1, je n'osai serrer les pinces à fond, de crainte de contusionner la veine cave.

La suture fut pénible, à cause de la profondeur de la plaie et du sang qui m'aveuglait : aussi, voyant qu'elle était insuffisante pour arrêter l'hémorragie, quoi qu'il en pût survenir, je soulevai la veine cave, deux catguts n° 3 furent passés en dessous d'elle, et je la liai solidement, en amont et en aval de mes deux pinces, au-dessus et en dessous de la déchirure ; l'écoulement de sang cessa complètement.

Les vaisseaux du rein furent alors isolés et liés séparément, veine et artère, avec du catgut n° 3. Puis, un coup de bistouri, circonscrivant, assez loin en arrière, l'ouverture de la fistule, permit d'enlever la pyonéphrose tout d'une pièce avec son abouchement à la peau, sans que le pus ait eu le moindre contact avec la plaie.

La pince étreignant l'uretère fut remplacée par une ligature au catgut, et le petit orifice fut abandonné après avoir été touché au paquelin. Un drain fut placé dans l'angle inférieur de la plaie, et le ventre fut refermé par quatre plans de suture au catgut et au fil : péritoine, muscles, aponévroses et peau. Le tout fut recouvert d'un épais pansement stérilisé.

La tumeur enlevée, grosse comme une tête de fœtus à terme, n'avait rien comme aspect qui rappelât le rein. Elle était formée d'une série de poches séparées les unes des autres par des cloisons, et, en la fendant, de toutes ces poches s'écoulait un pus épais et fétide.

A peine reportée dans son lit, la malade reçut un litre de sérum en injection sous-cutanée.

Dans la journée, les douleurs, assez vives, furent calmées par une petite injection de morphine.

La sonde ramena 200 grammes d'urine trouble : la température fut de 36°8 le soir.

Le 4. — La nuit a été passable, elle a un peu reposé. La sonde a ramené 800 grammes d'urine.

Le pansement est levé. Le drain est retiré, n'ayant donné qu'un peu de sérosité rougeâtre. A la suite d'un lavement, il y a eu deux gaz et un peu de matière. Elle a vomi trois fois et ne se plaint guère que de la soif. La température du matin a été de 36°8, celle du soir de 37°.

Le 5. — Deux selles spontanées dans la nuit. Elle a uriné seule un litre d'urine trouble et rougeâtre.

Température du matin : 36°5, du soir : 37°. Le ventre est souple, la soif est calmée et elle n'accuse plus de douleurs. Il y a un œdème appréciable des deux jambes, un peu plus marqué à gauche qu'à droite.

Le 6. — Pansement. Il y a un petit abcès cutané qui est évacué en enlevant trois points de suture. 1500 grammes d'urines plus claires ; l'état général est parfait, température normale.

Le 8. — Il n'y a plus qu'un écoulement de pus insignifiant par le trajet du drain, mais ce pus est très odorant, à cause du voisinage de l'intestin et de la saleté invétérée de la malade. 1.800 grammes d'urines très claires.

Le 11. — Enlevé les sutures, tout est repris par première intention, sauf l'orifice du drain, qui est notablement rétréci et qui était complètement fermé cinq jours après.

Le 20, elle quittait la clinique, complètement guérie. Un peu d'œdème persistait encore dans les jambes, mais sa santé générale était parfaite.

Je l'ai revue le 25; la guérison s'est confirmée. Quand elle fatigue, ses jambes enflent encore, mais, par le repos, l'œdème disparaît complètement.

Ses urines, absolument claires, ne contiennent ni sucre, ni albumine. On ne remarque pas de développement des veines tégumenteuses abdominales, la circulation collatérale suppléant la veine cave n'est pas apparente.

Elle a été revue le 15 juin. La guérison ne s'est pas démentie. La circulation veineuse est parfaite, les jambes n'enflent plus, même par suite de fatigue. Les veines de la paroi abdominale sont peu développées, le ventre est plat et indolore.

Je l'ai revue à la fin de juillet 1902; sa santé était excellente, et j'ai su encore tout récemment qu'elle se portait à merveille.

OBSERVATION VI

Université de Pavie. Clinique du professeur Bottini. — Extirpation d'un volumineux lymphosarcome prévertébral avec ablation d'une partie de la veine cave ascendante, par le docteur Marcani, premier assistant. — In *Clinica chirurgica*, n° 12, numéro du 31 décembre 1902, pag. 529.

Ce n'est pas sans une certaine hésitation que je me décide à vous narrer le cas suivant : cette hésitation est justifiée par la crainte que la description ne reste trop au-dessous de la vérité. Je redoute encore, en manquant de coloris et de précision, de paraître diminuer l'importance d'un acte opératoire digne de faire époque dans l'histoire de la chirurgie moderne.

Il s'agit de l'opération la plus difficile et la plus ardue qu'on ait jamais faite : l'extirpation, par voie abdominale, d'une volumineuse tumeur prévertébrale avec l'ablation d'une portion de la veine cave ascendante. Cette particularité, qui aggrave l'opération, en augmente encore le complet succès qui l'a suivie et le légitime désir qu'elle reste pour une mémoire durable.

Le 10 du mois d'avril dernier, un homme de peine des services de l'hôpital Saint-Mathieu de Pavie se présentait à la clinique chirurgicale, et demandait quand il pourrait amener à la visite sa femme malade depuis des années. Depuis deux à trois mois, la maladie avait empiré au point que la famille craignait de la perdre. Elle vint au jour fixé pour la visite. Son état général de dépérissement était si apparent que nous crûmes devoir la renvoyer chez elle comme elle était venue, pensant en nous-mêmes qu'elle ne pourrait survivre à une opération pareille. Mais, vaincus par l'insistance des parents qui se rattachaient à ce dernier espoir, et à cause de la singularité du cas qui ne se prêtait pas à un diagnostic facile, nous consentîmes à la recevoir à la clinique, avec cette seule réserve qu'elle serait renvoyée chez elle, si, après mûr examen, nous ne croyions pas opportun de tenter un traitement chirurgical.

C'est dans ces conditions qu'elle entra à la clinique, le 13 du même mois, pour être mise à la disposition du directeur. En attendant, nous recueillîmes, avec le plus grand soin, l'histoire de la maladie dans toutes ses particularités, afin que, quelques jours après, le professeur pût procéder à l'examen nécessaire en connaissance de cause.

Dans cette exposition, nous conserverons les faits dans l'ordre où ils arrivèrent à la clinique, en commençant par les anamnestiques. La malade se nomme Catherine Mulazzi, âgée de 40 ans, née et domiciliée à Pavie, où elle exerce la profession de laveuse. Sa première jeunesse ne présente rien de notable. Ses ascendants vécurent vieux et en bonne santé. Elle a trois frères encore vivants et sains, et trois fils qui sont bien portants. De maladies antérieures, elle ne se rappelle qu'une fièvre typhoïde à 12 ans, mais elle ajoute qu'elle eût toujours une constitution délicate, souvent troublée par des maux passagers. Ses premières règles apparurent à 18 ans, et, depuis cette époque, elles furent toujours régulières comme durée et comme quantité, sauf pendant ses grossesses. Mariée à 22 ans, elle eut trois grossesses qui se terminèrent normalement.

Sa maladie actuelle date de trois ans. Ce fut pendant le printemps de 1890 que la Mulazzi s'aperçut, pour la première fois, d'une douleur au flanc droit. Après une journée des plus fatigantes, ayant passé des heures et des heures au bord de la rivière, penchée sur l'eau à laver du linge, pliée en deux sur son petit baquet de bois, elle ne ressentit d'abord aucune courbature en se relevant, mais bientôt une douleur sourde correspondant au flanc droit. C'était une douleur non superficielle, mais profonde, qui l'empêchait parfois de marcher vite et droite, mais l'obligeait à aller doucement, le corps courbé, car il lui semblait ainsi qu'elle allégeait ses souffrances.

Comme il arrive chez les personnes de sa condition, elle crut, ainsi que ses parents, qu'en cessant de travailler pendant quelques jours, la douleur partirait comme elle était venue. Ensuite, voyant que la douleur persistait, elle finit par s'y habituer, elle reprit sa vie, ses occupations ordinaires sans plus y penser, résignée à la présence de ce mal comme à un compagnon inséparable.

Trois années passèrent ainsi, et la douleur s'accrut petit à petit. Elle eut des crises terribles pendant lesquelles la Mulazzi était obligée de garder le lit, en proie à des douleurs atroces qui la rendaient désespérée. Ces crises alternaient avec des périodes de calme relatif pendant lesquelles elle renaissait à l'espérance. Pendant trois ans, elle ne demanda les soins de personne. Une seule fois, elle appela un médecin qui lui prescrivit le repos et des calmants, mais qui ne crut pas devoir s'expliquer sur la nature du mal. C'est pour cette dernière raison qu'elle renonça à d'autres visites.

Sur ces entrefaites, le nouvel an arriva, et la position de l'infortunée s'était beaucoup aggravée. Sa préoccupation constante, la pensée fixe du mal intense et mystérieux qui la travaillait, l'avaient profondément altérée non seulement au physique mais encore au moral.

Enfermée dans sa maison, incapable de rien faire, obligée de rester assise presque toute la journée, elle avait perdu toute énergie, l'appétit lui manquait presque complètement, elle mangeait très peu et avec effort, à tel point que son organisme dépérissait complètement, et qu'elle en était réduite à n'avoir plus que des os recouverts de misérables muscles flasques et d'une peau couleur de terre. Moralement, elle était concentrée, taciturne, indifférente à tous ceux qui l'approchaient, même à ses parents, comme si tout était fini pour elle, et qu'elle n'avait plus qu'à attendre la mort.

Ce fut exactement dans les premiers jours de janvier de cette année que la Mulazzi, pendant une de ses crises douloureuses habituelles, en comprimant fortement le point douloureux du flanc, sentit sa main heurter un corps peu volumineux mais dur, résistant, fixe, correspondant justement au point où elle éprouvait le maximum de douleur. Avec une surprise mêlée d'épouvante, la femme fit part de cette découverte à son mari. Un médecin, appelé de nouveau, dit : « tumeur abdominale », et conseilla à la malade de se faire examiner à une clinique chirurgicale ou gynécologique.

La Mulazzi laissa encore passer quelques mois. La découverte de cette tumeur avait été, pour elle, non seulement l'explication des douleurs qu'elle ressentait depuis trois ans, mais une nouvelle chose s'ajoutant à ce qui existait déjà auparavant. D'après son dire, à ses grandes douleurs s'ajoutait cette tumeur qui rendait son cas désespéré. Cette tumeur se comportant de manière spéciale, accompagnée de phénomènes nouveaux, justifiait sa manière de penser : que c'était réellement un nouveau fait pathologique.

En effet, la tumeur augmentait de volume et la malade, en la palpant, se rendait compte de ses progrès. Et depuis cette découverte, la femme était en proie tous les cinq ou six soirs à des accès de vomissements peu persistants, de brève durée, mais violents. Elle rendait le peu qu'elle avait mangé quelques heures avant, ce qui était pour elle une nouvelle cause de faiblesse et d'abattement.

Ce fut après trois mois de cet état allant de mal en pis, qu'ainsi que nous l'avons dit, son mari vint, le 10 avril, demander une visite à la clinique et y amena sa femme le 13, afin de voir s'il était possible de la traiter.

Dans les premiers jours de son séjour à la clinique, après un examen général sommaire, la Mulazzi fut mise en observation.

Pendant ce temps, la surveillance de la malade fut des plus rigoureuses. On observa attentivement le mode de fonctionnement de chaque fonction physiologique, on fit des analyses chimiques et des recherches soigneuses sur le produit des éliminations. On étudia le fait pathologique, la manière dont il se comportait et les altérations qu'il avait fait subir aux divers systèmes et organes relativement à leurs fonctions.

Pendant cette période, qui dura huit jours, la femme fut menstruée régulièrement. Les observations faites, ainsi que nous l'expliquerons dans l'examen général, furent mises en ordre avec leurs dates, et présentées au professeur, qui procéda au premier examen le jour suivant, après en avoir pris connaissance. Il l'examina de nouveau le 2? et se décida pour une laparatomie exploratrice, qui eut lieu le 25.

A l'examen général, la malade présentait, comme nous l'avons dit, un état de dénutrition avancé. Le squelette était normal et, si les saillies articulaires étaient très apparentes, cela résultait de la grande maigreur. Une revue rapide des diverses parties du corps, de la tête, du cou, du tronc, des membres, à part le ventre siège de la tumeur, ne révèle rien d'anormal.

Quant aux fonctions, la respiration est régulière et l'examen plessimétrique et stéthoscopique ne montre aucune altération de l'appareil respiratoire. La circulation est sensiblement normale. Ainsi qu'il a été dit, la digestion fut troublée dans ces derniers mois par de fréquents accès de vomissements tardifs, survenant à intervalle de cinq à six jours, et durant à peine une demi-heure. Le rejet des matières contenues dans l'estomac était précédé de peu de nausées, il se produisait en trois ou quatre secousses, après quoi la femme se remettait de suite et ne souffrait plus. Dans l'intervalle de ces accès, elle mangeait des mets pesants et les digérait très bien.

L'appétit était toujours médiocre, elle était constipée et n'allait à la selle que tous les deux jours. Pendant son séjour à la clinique, elle n'eut pas de vomissements et allait régulièrement à la selle, bien que constipée, comme il est dit plus haut.

Les fonctions du système nerveux ne présentaient rien de particulier.

Elle avait un aspect général de mélancolie, presque de lypémanie, bien naturel chez une malade qui se croit arrivée à ses derniers jours. Quant au reste, elle se comportait comme n'importe quel malade. On doit noter une insomnie complète. A quelque heure de la nuit que nos visites la surprirent, nous la trouvions toujours les yeux ouverts, regardant dans le vide, et ce n'est que vers le matin qu'elle s'assoupissait pendant quelques heures.

Les organes des sens étaient normaux ainsi que leurs fonctions.

L'uropoïèse sur laquelle nous avions concentré une attention spéciale ne nous offrit aucun phénomène de nature à justifier le diagnostic vers lequel nous inclinions.

Comme quantité et comme qualité, les urines étaient normales. Cependant, lors des quatre premiers jours de séjour à la clinique, nous trouvâmes quelques traces de sucre, qui disparurent sous l'influence de la diététique hospitalière différente du régime domestique.

Ainsi donc, de ce côté encore, rien qui pût nous éclairer sur ce cas.

A l'examen local de l'abdomen, on ne trouvait rien, que la malade fût dans la station debout, assise, couchée sur le dos ou sur le flanc ; on n'en voyait pas davantage, qu'on la fît respirer, tousser ou retenir son souffle.

La palpation ou le toucher étaient bien plus intéressants ; pour peu qu'on enfonçât le doigt dans la région de l'hypocondre droit, on rencontrait de suite un corps résistant : une tumeur de forme arrondie, du volume d'une tête de fœtus, lisse et de consistance fibromateuse. On pouvait circonscrire les trois quarts de sa circonférence, tandis que le quatrième quart semble fixe, irrégulier et adhérent. La portion libre suit les mouvements de la respiration. La pression est douloureuse.

L'examen bimanuel de la région rénale est empêché par cette tumeur qui s'interpose en avant entre la main et le rein droit, et ne permet pas à la main de l'atteindre.

En arrière, les doigts ont la sensation d'un empâtement uniforme où il est impossible de rien délimiter.

Le toucher ne donne donc aucun signe capable d'éclairer le diagnostic.

La lésion de cette région si limitée, en tenant compte des déclarations de la malade, serait la cause des douleurs qu'elle ressent depuis trois ans, de sa tristesse, de sa maigreur, de son manque d'appétit, et l'influence de cette tumeur, agissant secondairement sur le système nerveux, affecterait la digestion par voie réflexe.

Les rares et peu importants accès de vomissements des derniers mois n'autorisent pas à penser que l'estomac participe à ce fait pathologique ; la durée, le volume de la tumeur mènent à la même conclusion. On ne peut penser au foie, qu'un sillon très net sépare du néoplasme, pas plus qu'à l'utérus, à la trompe ou à l'ovaire, qui sont situés beaucoup plus bas. La fonction de l'intestin n'est pas assez troublée pour qu'on songe à lui.

Serait-ce une tumeur du rein ? Cela est possible ; cependant cette hypothèse s'accorderait mal avec l'élimination de l'urine qui a toujours été normale comme quantité et comme qualité.

Une laparotomie exploratrice pouvait seule faire la lumière, et c'est ce que décide le directeur de la clinique après mûr examen de la malade.

Il convient de remarquer que le directeur, sans prétendre faire un diagnostic ferme, avait toujours penché, en discutant le cas clinique, pour une tumeur extra et rétro-péritonéale devant avoir, avec le rein, certains rapports de contiguïté sinon de continuité. Il avait même émis l'idée, avec une certaine réserve, que les glandes péritonéales pouvaient être seules intéressées. Cette idée nous laissa assez incrédules. Bien qu'ayant la bonne fortune de travailler sous sa direction, nous étions presque certains d'une tumeur du rein, mais la suite a démontré qu'il avait raison et qu'il s'agissait d'une tumeur des glandes prévertébrales, un peu éloignée du rein et de l'atmosphère pérírénale, mais ne formant qu'une épaisse pléiade.

L'opération décidée, persuadé que la laparatomie ne serait pas simplement exploratrice, mais qu'une fois arrivé sur la tumeur, l'opérateur ne s'arrêterait pas et voudrait l'extirper, tout fut préparé dans ce but et l'opération eut lieu le mardi 25 avril, à une heure de l'après-midi.

L'entourage, les instruments, les médicaments, le personnel, les assistants et serviteurs, la malade, le champ opératoire furent préparés avec la plus minutieuse attention et le maximum de précautions au point de vue aseptique. On sait les précautions qui sont prises journellement dans cette clinique pour chaque opération ; on en redoubla. Autrement dit, le cas étant grave, chacun, selon ses attributions, y mit du sien, afin que tout réussît parfaitement.

Par exemple, le matin même de l'opération, les instruments furent bouillis, puis passés à l'éther sulfurique et immergés dans une solution à 1 pour 100 de zinco-sulfo-fenato en attendant l'opération.

Outre le personnel ordinaire de la clinique, assistaient à l'opération : le professeur et docteur Iemoli, deux autres médecins, quelques étudiants, dont trois d'entre eux, de l'Université de Bologne, de passage à Pavie. L'auteur de ce travail aidait l'opérateur.

La malade fut chloroformée avec le masque de Junker en usage à la clinique. Dès que la narcose fut complète, l'opérateur s'assura une dernière fois de la présence de la tumeur et traça la ligne d'incision qui, passant sur elle, vint tomber dans la région hypocondrinque droite, parallèlement à la ligne médiane, à deux doigts

en dehors d'elle. Il fit une incision de 12 centimètres, lia rapidement quelques vaisseaux de la paroi et, ayant traversé deux fois le
péritoine, pénétra profondément après avoir écarté les anses intestinales. Sa main, introduite par la plaie, arriva sur la tumeur.

Après s'être rendu compte de la gravité de la situation, il libéra
prudemment la tumeur en avant et sur les côtés. Profondément elle
adhérait intimement par sa face postérieure qui était adossée à la
colonne vertébrale.

Dans ces conditions, le second et le troisième temps de l'opération : l'isolement et l'extirpation de la tumeur, paraissaient si pleins
de périls, que chacun de nous pensait que le parti le plus sage était
peut-être de ne pas aller plus loin. Il fallait travailler au plus pro-
fond de la cavité abdominale, près d'organes très importants, sans
pouvoir se rendre compte par la vue, sur des adhérences si solides
qu'il semblait téméraire de vouloir les vaincre.

Mais l'opérateur, calme et résolu, décida de passer outre. Depuis
des années que nous avons l'honneur de l'assister, nous ne l'avons
jamais vu reculer devant n'importe quelle difficulté, devant n'importe quelle opération, et cette fois encore, il ne voulait pas se laisser vaincre par ce cas pathologique.

Libérant la tumeur, en avant et sur les côtés, de ses moindres
adhérences, coupant les plus fortes entre deux ligatures : une sur la
tumeur, l'autre sur les tissus ambiants, se servant d'un angiotribe
de son invention, instrument admirable qu'on ne saurait assez
recommander aux chirurgiens, après un travail des plus patients,
il était arrivé à libérer les deux tiers de la tumeur. Il s'aperçut alors
qu'il n'avait surmonté que les moindres difficultés et qu'il se trouvait en présence de ce qui restait à faire de plus laborieux : la sépa-
ration des adhérences postérieures profondes.

Il fut nécessaire d'agrandir la plaie de 3 centimètres dans le bas,
afin de pouvoir introduire les deux mains pour travailler profondément. On put admirer de nouveau l'aide précieux fourni par les
angiotribes. On peut dire que sans eux l'opérateur n'aurait pu
mener l'opération à bonne fin, ou qu'il serait arrivé un désastre
pour le malade.

Dans cette profondeur où le regard ne pouvait pénétrer, où les
doigts se mouvaient avec peine, la libération des adhérences deve-
nait, pour l'opérateur, une fatigue vraiment énervante.

L'application d'un angiotribe sur une petite partie de tissus de la paroi abdominale postérieure, la mise en place d'un semblable instrument en face du premier, la section du pont ainsi formé entre les deux instruments, la pose de ligatures au catgut sur les tissus restés en arrière des angiotribes et l'ablation de ces derniers après que la ligature fut reconnue solide, est un travail de patience, d'une agilité, d'une habileté vraiment miraculeuses, à tel point que nous, qui étions habitués à voir des centaines d'opérations pratiquées par cet opérateur audacieux et classique, nous restâmes ébahis de tant de hardiesse et de perfection.

Et cette série de faits, pour conquérir quelques millimètres de tissus isolés, se répète deux, trois, dix fois, devait se répéter encore un grand nombre de fois, le nombre de fois nécessaire pour arriver à la fin, pour détacher complétement, millimètre par millimètre, cette tumeur adhérente.

Ce fut justement après cinq ou six de ces petites prises qui faisaient lentement gagner du terrain, qu'il arriva un accident qui nous parut, de prime abord, être la fin de l'opération. Le silence était absolu dans le vaste amphithéâtre. Plus près que les autres du champ opératoire sur lequel j'étais penché, écartant la lèvre externe de la plaie, j'étais absorbé par l'attention avec laquelle je suivais toutes les phases de l'opération, quand, tout à coup, j'entendis une sorte de souffle court mais fort, comme qui dirait un bourdonnement sourd et fugace, partant des profondeurs de l'abdomen. Immédiatement, la main de l'opérateur s'arrêta ; un flot de sang noir s'élança de la profondeur, inondant le côté externe de la plaie, jaillissant avec violence à droite et à gauche, sur tous les côtés de l'abdomen.

« Une veine ! » murmura l'opérateur, et aussitôt, en voyant l'importance de ce flot de sang, il ajouta : « La veine cave ! »

Bien que l'habitude et la volonté arrivent à nous donner du sang-froid et du calme dans les moments les plus difficiles de notre carrière chirurgicale, nous devons avouer, qu'à cette parole, un frisson nous parcourut les veines.

Les doigts de l'opérateur, immobiles un instant, cherchèrent immédiatement et trouvèrent la blessure de la veine, et aussitôt l'hémorragie s'arrêta. De larges tampons introduits dans la cavité enlevèrent le sang, le champ opératoire fut rendu praticable, un angiotribe mordit, entre ses deux branches, la veine qu'une forte ligature obtura pour toujours.

La veine cave ascendante avait donc été arrachée, mais en ce moment on ne pouvait juger si cet accident était un fait accessoire, indépendant de l'extirpation de la tumeur imputable aux conditions spéciales de l'opération, qui forçait d'agir avec la main sans qu'on pût voir ce qu'on faisait, ou s'il devait fatalement arriver, faisant partie de l'opération elle-même.

Quelques applications d'angiotribes suffirent pour que la tumeur, isolée dans toute sa circonférence, pût être enlevée. Il fut alors possible d'explorer le champ opératoire, et à notre grand étonnement, car nous étions persuadés que le rein participait à ce néoplasme, nous vîmes le rein droit à sa place, il était même notablement plus petit que d'habitude. Cette atrophie était certainement due à la pression qu'il subissait de la tumeur, il était cependant toujours dans sa loge. A son extrémité inféro-interne, on voyait une énorme grosseur turgide, de couleur noire violette, paraissant sur le point d'éclater, et dont l'extrémité visible ressemblait à une massue serrée par un fort lien.

C'était l'extrémité périphérique de la veine coupée.

Trois ou quatre centimètres plus haut, on voyait l'extrémité du segment central qui était également lié, mais qui paraissait moins gonflé. La partie du vaisseau entre les deux ligatures était restée adhérente à la tumeur.

On mit alors la dernière ligature à la place des angiotribes.

En ce moment, l'opérateur qui n'était pas très bien en commençant l'opération, se sentit indisposé. Nous ne nous en étions pas aperçus au cours de l'opération, mais maintenant qu'elle était finie, le système nerveux se détendait, la fatigue prenait le dessus, au point qu'il fut contraint de se retirer dans son cabinet, en priant le docteur Iemoli de surveiller les derniers soins à donner à l'opérée.

En essuyant légèrement le fond du champ opératoire avec des tampons de gaze, on s'assurait que l'hémostase était bonne, quand dans un effort de vomissement un catgut se relâcha et il se produisit de nouveau une importante hémorragie de sang veineux. Il fallut rappeler l'opérateur. Il accourut, plaça rapidement un angiotribe dans le fond de la plaie et ayant trouvé le vaisseau qui sai-

guait, il y mit une ligature. Après avoir asséché le champ opératoire, il procéda à la suture.

Il traversa toute la paroi abdominale, péritoine compris, par cinq
fils de grosse soie, pénétrant à un travers de doigt en dehors des
lèvres de la plaie cutanée, afin d'avoir en les nouant, un affrontement parfait. Il les fixa non par un double nœud mais par un nœud
simple, afin de pouvoir les enlever plus facilement. Il compléta la
réunion des lèvres de la plaie cutanée avec des points de sutures
superficielles.

Après son pansement, l'opérée fut transportée dans une chambre
d'isolement de la clinique.

L'opération avait duré une heure cinq minutes et pendant ce
temps, la malade était restée sous l'influence du chloroforme, sauf
pendant les quinze dernières minutes, quand la tumeur avait été
enlevée. C'est pendant ce moment que des mouvements involontai-
res avaient déterminé la seconde hémorragie.

L'examen de la tumeur fut très intéressant. Du volume d'une
tête d'un fœtus à terme, un peu comprimée et allongée dans son
diamètre longitudinal, elle était complètement entourée d'une
capsule propre. Dans la partie antérieure, cette capsule était lisse,
luisante, presque ininterrompue, tandis qu'à la partie postérieure,
le dernier angiotribe enlevé, elle apparaissait découpée en un grand
nombre de petites aspérités, vestiges des adhérences et de la
patiente dissection qu'elle avait nécessitée.

Au milieu de la partie postérieure, un trait passant par le plus
grand axe de la tumeur et formant avec elle un angle de soixante
degrés, aboutissait à la portion de veine cave enlevée. Les parois
en étaient affaissées, mais la lumière du vaisseau existait encore et
un bâton de cire introduit dedans montrait que le calibre en
était normal.

Fendue en deux sur la partie convexe, la tumeur montrait un
tissu strié, dense, d'apparence sarcomateuse et sillonné par des
petits paquets de fibres peu nombreux.

Le microscope confirma les données macroscopiques. La tumeur
était un lympho-sarcome à petites cellules contenues dans une
trame fibreuse. De la capsule fibreuse se détachait une trame
fibreuse qui allait s'insinuant et se ramifiant jusqu'au centre de la

tumeur où, réduite à une finesse extrême, elle formait un réseau microscopique contenant les cellules.

Les suites de cette grave opération furent non moins graves ni non moins intéressantes que l'opération elle-même.

Le chloroforme très-bien toléré ne donna aucune suite désagréable. Quand la femme se réveilla, elle était calme, tranquille, docile aux recommandations et si pleine d'espérance, d'énergie et de force morale, que sa contenance contribua pour beaucoup au succès final. Il est juste de remarquer qu'autant la femme avait été abattue avant l'opération, autant elle fut énergique et virile après. Elle était persuadée que, puisque la tumeur était enlevée et qu'elle avait survécu, le reste n'était rien et que la guérison était certaine et prochaine.

Le premier soir, la température se maintient à 37°5. Le lendemain 26, elle monta à 39° l'après-midi, mais, le lendemain 27 au matin, elle descendit à 38°; elle resta à ce degré toute la journée, pour marquer 37° dans la matinée du 28.

Pendant les trois jours, l'état général de la malade fut satisfaisant ; aucune réaction du côté de l'abdomen, elle prenait volontiers ce qu'on lui donnait et digérait bien. Elle se soutenait admirablement, cependant l'insomnie persistait malgré les pilules d'opium qu'on lui donnait le soir.

Elle présenta un phénomène à signaler : un œdème des parties inférieures du corps, marqué surtout au pie... la cheville droite. Il était inévitable et s'explique facilement quand ... ense au trouble que la résection de la veine cave inférieure a dû apporter dans la circulation veineuse. Jusqu'à ce que la circulation circonflexe se fût rétablie par les veines d'un moindre calibre, bien que cette circulation ait dû être déjà préparée par la compression que la tumeur devait exercer sur la veine cave, l'occlusion de la grande veine ascendante devait amener une stase veineuse, et, comme conséquence, une diffusion séreuse.

Jusqu'au troisième jour, la plaie se comporta comme une plaie aseptique tendant vers la guérison. Le soir du troisième jour, le pansement fut mouillé, et, le lendemain, à la visite, il était complètement imprégné de liquide. En découvrant la plaie, on trouva l'extrémité supérieure désunie entre les points de suture et donnant passage au liquide d'aspect séreux, de couleur citrine, d'odeur âcre spéciale, qui imprégnait le pansement.

Cette sécrétion augmenta tant les jours suivants qu'on fut obligé de faire deux pansements par jour. Dans les douze heures, les épaisses couches de gaze et de ouate recouvrant la plaie, étaient imprégnées de ce liquide, qui s'écoulait sans cesse et jaillissait assez haut quand on comprimait légèrement l'abdomen au côté interne de la plaie, surtout en haut à sa limite supérieure.

Nous trouvions tous que l'odeur âcre, exhalée par le pansement souillé, rappelait l'odeur de l'urine. Pour s'assurer si c'était bien de l'urine, sortant par cette voie inusitée par suite d'une blessure de l'uretère ou du rein pendant l'opération, un élève interne en recueillit dans un verre de montre le 6 mai. L'examen chimique et microscopique révéla la présence des éléments constituant l'urine.

On donna avis de ce résultat au directeur de la clinique. Il trouva que l'odeur de ce liquide n'était pas celle de l'urine. Il fit, de plus, observer que cette femme rendait par les voies normales 1.000 centimètres cubes d'urine, quantité qui équivaut à la sécrétion physiologique. Elle n'aurait pas uriné cette quantité si l'urine du rein s'était écoulée par une autre voie que celle de la vessie.

Les jours suivants, ce phénomène diminua. La femme reprenait des forces, son alimentation était augmentée, et son état général s'améliorait. Les points de suture superficiels et profonds avaient été enlevés le cinquième et le sixième jour, et la réunion par première intention avait été obtenue complète, sauf à l'angle supérieur de la plaie, où une ouverture d'environ un centimètre laissait encore sourdre le liquide.

L'œdème commençait à diminuer et, sans la nécessité des deux pansements quotidiens, on eût pu prédire une guérison prochaine.

Elle passa ainsi presque tout le mois de mai sans qu'on pût savoir d'où provenait ce liquide qui ne cessait de couler.

On discuta l'hypothèse suivante, qui parut admissible. Au cours de l'opération, on aurait pu blesser des affluents du grand canal thoracique qui se trouve couché près de la colonne vertébrale, entre l'aorte et la veine cave inférieure : dans ce cas, le contenu des vaisseaux lymphatiques, si abondants dans la cavité splanchnique, entrerait pour beaucoup dans la composition de cet étrange liquide.

Sur ces entrefaites la fin du mois arriva. Dans les trois ou quatre derniers jours, la quantité du liquide, si abondant les jours précédents, diminua tellement qu'on pouvait dire qu'il avait cessé. Le peu qui s'écoulait devint épais, crémeux, verdâtre et très fétide. L'écoulement n'était pas spontané; il fallait, pour l'obtenir, presser sur la région postérieure de l'abdomen, au niveau du rein droit.

Ce changement n'était pas pour donner des illusions. La provenance du liquide limpide était mystérieuse, sa transformation en liquide épais et rare l'était encore davantage. On s'attendait à quelque nouveau phénomène. En effet, le second jour où la sécrétion changea de nature, un violent accès de fièvre fit monter la température à 39°6. Nous étions alors au 28 mai. Le lendemain une dose opportune de sulfate de quinine prévint l'accès.

Le 30 du mois, l'accès se répéta ainsi que le 31 et le 1er juin.

Nous recourûmes au bichlorure de quinine par la voie hypodermique, mais après une rémission d'une demi-journée, la température remonta le 2, le 3 et le 4 et se maintint au-dessus de 39° à 39°8.

Il n'est pas besoin d'ajouter que cette semaine de haute température affecta défavorablement l'état général. La malade eut de l'anorexie, des périodes d'excitation suivies de dépression, et en résumé elle retomba dans un état aussi grave qu'avant l'opération.

En présence de cet état de choses, le directeur de la clinique crut devoir intervenir le 4 du mois. Nous pensions que ces troubles étaient dus au rein ou à l'uretère blessés, aussi songions-nous à une néphrectomie. L'opérateur l'eut faite s'il l'avait jugée nécessaire, mais il avait une autre idée.

Rapprochant le fait que la fièvre datait du jour où la sécrétion était devenue purulente, il pensa que la fièvre était due à une rétention et que, pour la faire cesser, il fallait donner issue au pus.

Il dilata la plaie cutanée avec les doigts, il creusa une sorte de canal dans le tissu de cicatrice résultant de l'opération, et sans autre guide, il ouvrit une poche fluctuante qui s'était formée près de la plaie, sur la paroi latérale de l'abdomen. Cette poche était pleine de pus qui sortit en abondance; il y enfonça profondément un tube à drainage et pansa la malade.

L'effet de cette intervention fut immédiat. Le lendemain la température était à 37°, les jours suivants à 37°5 et 38°5, mais elle ne dépassa plus ce dernier chiffre. La malade retrouva son appétit et sa vigueur morale et marcha vers la guérison.

Il fallut recommencer les deux pansements quotidiens, bien que le liquide eût maintenant un écoulement facile.

Malgré cela le liquide ne reprit pas son premier aspect limpide, séreux, citrin, d'odeur acre, mais, bien qu'assez abondant, il était épais, crémeux, d'une odeur fétide, insupportable. Il s'écoulait en beaucoup plus grande quantité quand on inclinait la malade sur le flanc droit et qu'on comprimait les lombes au niveau du rein du même côté.

Devant ce liquide qui, bien qu'ayant un écoulement facile, restait purulent de séreux qu'il avait été, il ne semblait pas possible de permettre à l'opérée une heureuse terminaison.

En effet, dix jours après, nous fûmes aux prises de nouveau avec des accès de fièvre où la température atteignait 40°, et le 18 du mois elle passa à 40.3.

L'intervention du chirurgien s'imposait de nouveau, et nous pensions qu'on allait être forcé d'extirper le rein droit. Mais le directeur de la clinique, ayant examiné la malade, ne trouva pas de raisons suffisantes pour justifier la néphrectomie. Il s'arrêta à une intervention ingénieuse qui devait être la dernière, puisqu'après elle la malade sortit guérie.

Le 20 du mois, la Mulazzi fut transportée à l'amphithéâtre et remise sur le lit d'opération pour la troisième fois.

Après l'avoir endormie au chloroforme, on sonda attentivement le trajet, qui s'enfonçait profondément dans l'abdomen. On pensait que le pus devait se former dans la profondeur, dans l'endroit d'où on avait extirpé la tumeur. On en concluait qu'il y aurait grand avantage à donner au pus une issue plus courte. Se formant dans la région du rein pour arriver, à la sortie de la plaie, à la partie antérieure de l'abdomen, il avait à parcourir toute la partie postéro-latérale de droite, par un trajet long, sinueux, interrompu par des cloaques où, séjournant, il engendrait la fièvre. En lui ouvrant une issue proche de l'endroit où il se formait, on aurait un grand avantage et, tout d'abord, on ferait disparaître la fièvre.

Dans cet espoir, l'opérateur enfonça un long trocart à drainage, par la plaie abdominale, jusqu'à ce qu'il arrivât sur la partie postérieure, sur le côté latéral externe du rein, au niveau de la première vertèbre lombaire. Il poussa la pointe du trocart jusqu'à ce qu'elle eût perforé l'épaisseur des tissus et qu'elle fût sortie à l'extérieur; fixant alors un drain fenêtré de moyen calibre à la pointe du trocart, il retira lentement ce dernier, en laissant en place la canule qui servit à mettre le drain à sa place; après quoi, elle fut retirée. Les deux extrémités du drain furent liées ensemble de façon à assurer un canal à débouché antérieur et postérieur par où s'écoulerait le pus au lieu d'errer et stagner entre les tissus de l'organisme.

Le résultat fut immédiat. Le soir de la pose du tube, la température descendit à 37°3, et n'atteignit plus jamais 38°. Un pansement par jour fut suffisant, la quantité de pus rejetée par les deux extrémités du tube diminuait à vue d'œil de jour en jour, si bien que le 1er janvier elle était réduite à quelques gouttes sortant par l'orifice postérieur du drainage rénal, tandis que l'orifice abdominal antérieur ne donnait plus rien. Le pansement restait propre, n'étant taché que par quelques gouttes produites par l'irritation du tube dans la plaie.

On décida alors de laisser fermer la plaie, le drainage fut retiré, en laissant seulement un tube à la partie postérieure.

Dans les jours qui suivirent la mise en place du tube destiné à laisser fermer la plaie abdominale, le long trajet formé par le drain fut lavé avec une injection tiède d'une solution boriquée à 5 p. 100. Cette injection, poussée par l'ouverture abdominale, ressortait par les lombes. Au début, elle ramenait des grumeaux de pus; à la fin, elle ressortait limpide, ce qui prouvait l'état normal des voies qu'elle parcourait.

Il suffit alors de faire un pansement tous les deux jours, puisque la quantité de pus excrétée en vingt-quatre heures diminuait de plus en plus. A chaque pansement, on raccourcissait le tube, si bien que le 20 juillet, on enleva la dernière goutte de pus et la fin du tube, la cure étant terminée. Deux jours après, la plaie lombaire était fermée et la femme guérie.

Nous ne la perdîmes pas de vue. Dans les premiers jours d'août, elle partit à Milan chez ses parents. J'allai la voir, et je la trouvai vaquant à ses affaires, marchant dans l'appartement lentement et doucement, mais d'un pas assuré. Interrogée, elle n'accusa aucun malaise, se plaignant seulement d'une faiblesse générale bien naturelle après trois mois de séjour dans une clinique et trois opérations, dont la première avait été réellement extraordinaire.

On lui recommanda une nourriture saine et reconstituante. Elle se porte maintenant très bien et, de ses trois années de souffrance, de péripéties opératoires et post-opératoires, il ne lui reste que le souvenir, avec la plus grande admiration et la plus vive reconnaissance pour celui qui lui a rendu la vie.

OBSERVATION VII

(Due à l'obligeance de M. Heresco, chef du service des voies urinaires de l'hôpital Filantropia)

A. P..., 17 ans, femme mariée, née à Husi, département Falciu, roumaine, ménagère, entre à l'hôpital le 7 mai 1902, avec le diagnostic hydronéphrose calculeuse (rein droit). Sort de l'hôpital guérie le 10 juin 1902.

Antécédents héréditaires. — Parents morts : mère morte à 40 ans de pneumonie père; à 60 ans d'un cancer du foie.

Antécédents collatéraux. — Onze enfants : 1 est mort à 36 ans de rhumatisme articulaire ; 2 sont morts jeunes d'une angine diphtérique, et 8 sont vivants et bien portants, 5 sœurs et 3 frères.

Antécédents personnels. — A l'âge de 7 à 8 ans elle a eu de la scrofule. Des glandes se sont formées au pied et sur la partie dorsale de la main ; ces glandes ont suppuré. Elle a passé un été à Balta-alba; ensuite chaque été elle s'est traitée avec du santé, qu'elle se procurait dans une pharmacie, et qu'elle prenait à l'intérieur. Elle a été guérie à l'âge de 13 ans.

A 14 ans, la menstruation s'est établie sans douleurs. Elle a duré trois jours.

A 16 ans elle s'est mariée. En dix-huit ans de mariage elle a eu 8 enfants, 4 sont vivants et bien portants, 4 sont morts jeunes de méningite et d'entérite.

Il y a trois ans, pendant qu'elle était enceinte de quatre mois, elle est tombée d'un escalier et trois mois après elle a avorté. Pendant ce temps, la malade n'a pas senti les mouvements du fœtus dans son ventre, et elle suppose que la chute a été la cause de l'avortement.

Histoire de la maladie. — Il y a sept à huit ans, pendant l'été, un jour elle est prise tout d'abord de crampes fortes tout autour du ventre. La respiration est gênée; sensations de chaleur, sueurs très intenses sur tout le corps. Elle ne peut faire aucun mouvement ni avec les mains, ni avec les pieds. Les extrémités des mains et des pieds deviennent froides. Elle appelle tout de suite le D' Ghidei, qui lui prescrit des purgatifs et une application de sangsues. Les douleurs cessent subitement.

Une ou deux semaines après, les douleurs se localisent dans l'hypochondre droit. Au moment des douleurs, la malade presse la partie antérieure de l'hypocondre pour calmer les douleurs, et sent quelque chose d'induré qui disparaît avec les douleurs. Après un séjour de deux semaines au lit, la malade se lève guérie. Mais au moindre refroidissement elle sent des douleurs dans l'hypocondre droit ; douleurs qui s'irradient en haut jusqu'à l'épaule et en bas dans la cuisse et tout le membre inférieur. Sur la partie latérale de l'hypocondre droit, elle avait la sensation d'une cuisson.

Il y a cinq ans, elle est reprise par des douleurs atroces dans la partie droite de l'hypocondre. Elle appelle tout de suite un médecin qui lui applique 7 ventouses, et quelques jours après, elle remarque qu'il s'est formé une grosseur, dure au début et qui est devenue en trois semaines molle, fluctuante, de la grosseur d'un œuf d'oie. Elle appelle le D' Kerenbach qui lui fait une incision oblique de 4 à 5 centimètres de long, sur la face antérieure de l'hypocondre au niveau de l'ombilic. Il sort une grande quantité de pus. Elle a été guérie en deux semaines.

Un an après, à l'endroit où avait porté l'incision, elle ressent des douleurs. Elle appelle de nouveau le D' Kerenbach qui lui fait une petite incision et qui fait sortir une sécrétion purulente. On applique quelques pansements. On néglige dans la suite la plaie, et il se forme une fistule, qui pendant trois ans laisse couler du pus.

Il y a trois mois, en février, la malade remarque que la fistule s'est fermée. Par contre, elle voit une petite proéminence, de la grosseur d'une noix, molle et fluctuante. Elle appelle de nouveau le D' Kerenbach, qui lui fait une petite incision, et la panse jusque environ une semaine avant son entrée à la clinique.

La malade nous dit encore que souvent elle ressent quelque chose de dur, qui s'enfonce sous les côtes, en lui occasionnant des douleurs hépatiques. Elle remarque aussi que les douleurs de l'hypocondre droit sont toujours accompagnées de troubles urinaires consistant dans des mictions fréquentes (7 à 9 fois par jour, 2 à 4 fois par nuit).

Les mictions sont indolores, pas impérieuses et sans efforts. Elle n'a jamais eu d'hématurie. La marche ne lui occasionne aucun trouble. La malade n'a jamais eu d'ictère, ni de dégoût pour les plats gras. Elle a maigri et est affaiblie.

Depuis que la fistule a paru, la malade se sent bien soulagée, n'accuse plus de douleur dans l'hypocondre. La malade entre dans le service plutôt pour la fistule.

État actuel. — Dans l'hypocondre droit, au bord externe du muscle droit correspondant au niveau de l'ombilic, existe un trajet fistuleux dans lequel un stylet pénètre de 3 à 4 centimètres. Dans le flanc droit existe une tumeur qui ballotte, s'étendant en haut jusqu'au foie, en bas jusqu'à une ligne horizontale passant par l'ombilic. La tumeur est lisse.

Le 9 mai, on fait l'examen de l'urine et on constate : Urine acide, D = 1 020, urée 23 gr. 11, traces d'albumine, pas de sucre, ni de pigments biliaires. Dépôt abondant formé en grande partie de pus. Pas d'éléments rénaux.

Le 15 mai, on fait le cathétérisme urétral et l'examen pathologique de l'urine du rein gauche séparée du rein droit. Le résultat est le suivant :

Urine du rein gauche : 300 cme. Couleur vert intense, presque transparent, acide. Dépôt moindre. D = 1,032. Urée, 16 gr. 61 par litre. Chlorures, 18 gr. par litre. Acide phosphorique, total : 2 gr. 5 par litre.

Albumine. Pas de glucose, ni pigments biliaires.

Examen microscopique : cristaux nombreux d'acide urique colorés en vert. Peu de globules du pus et de sang.

Urine du rein droit : 300 cme. Couleur légèrement verdâtre. Trouble. Acide. Dépôt plus abondant. D = 1,010. Urée, 6 gr. 01 par litre. Chlorures, 6 gr. par litre. Acide phosphorique, total : 0 gr. 872 par litre.

Albumine, 1 gr. 50 par litre. Pas de glucose, ni pigments biliaires.

Examen microscopique : très grand nombre de globules de pus.

On fait ensuite l'examen du liquide du rein et on a constaté que l'urine renferme du pus et beaucoup de sang ; urée, 5 gr. 51 par litre.

Le 12 mai, à 11 h. 25, Mlle Wechsler, interne des salles des femmes, fait une injection de bleu de méthylène à 1 p. 20, 0,05 cgr.

Rein gauche. — Une heure après l'injection, on a une belle coloration vert clair. Le maximum d'intensité de coloration survient 4 heures après l'injection. La dernière élimination (24 heures), faiblement colorée.

Le chromogène apparaît une 1/2 heure après l'injection, atteint son maximum 3 h. 1/2.

Rein droit. — 6 heures après on a une coloration très faible (presque nulle) de vert clair. Le maximum d'intensité (couleur faible) survient 12 heures après l'injection. La dernière élimination a lieu 24 heures après, avec la même intensité que la précédente.

Le chromogène apparaît 5 h. 1/2 après l'injection. Il est à peine perceptible. Après 24 heures le chromogène est faiblement coloré (vert clair). La durée de l'élimination est de 48 heures.

Opération le 17 mai. — On fait une incision dans l'hypocondre droit, à 2 cm. en dehors du muscle droit abdominal, parallèlement à ce bord. La fistule est comprise au milieu de cette incision. On trouve tout le tissu cellulaire sous-cutané infiltré par du tissu enflammé. Pour cette raison, les rapports des tissus à la tumeur sont beaucoup modifiés. Le bord antérieur du foie couvre la tumeur. Celle-ci est adhérente de toutes parts au péritoine, qui est rougeâtre. On décolle difficilement la tumeur. Pendant ce décollement, lorsque le travail est arrivé au hile, une branche veineuse est déchirée. Le jet sanguin est abondant. En essayant d'arrêter l'hémorragie, on soupçonne que c'est peut-être la veine cave inférieure qui est atteinte. On comprime avec le doigt, on écarte les intestins et on constate que c'est la veine cave, car la veine rénale s'abouchait dans ce vaisseau. On fait une ligature de la veine cave au-dessus et au-dessous du foyer hémorragique avec un catgut n° 4 double. L'hémorragie s'est arrêtée, on décolle le reste de la tumeur et on opère la néphrectomie. On laisse au fond de la loge rénale une grande compresse en toile stérilisée, parce que le décollement des adhérences a donné lieu à une hémorragie en nappe.

La malade ayant perdu du sang en quantité relativement abondante, on fait une injection de 1 litre de sérum artificiel. Jusqu'à la fin de l'opération, les veines de la paroi abdominale ont beaucoup saigné. Après la ligature, chaque point de suture cutanée saignait comme une grosse veine.

La tumeur est de la grosseur de la tête d'un fœtus, lobulée, d'aspect kystique, à paroi très amincie à ce niveau, de l'épaisseur d'une feuille d'oignon. Par la section il s'écoule un liquide purulent, qui remplissait complètement le rein (hydronéphrose). L'entrée de l'uretère était occupée par un calcul noirâtre, à la forme d'un clou avec la pointe pénétrant dans l'uretère, la base bien enfoncée dans le bassinet.

18 mai. — Injection de sérum artificiel, 500 gr. La malade est exsangue. Pouls petit, fréquent, grande soif.

19 mai. — Etat général meilleur. On enlève la compresse, on refait le pansement. Injection de 500 gr. de sérum.

Le 10 juin elle est sortie guérie de l'hôpital.

CAUSES DES BLESSURES DE LA VEINE CAVE INFÉRIEURE. — CONDITIONS DANS LESQUELLES ELLES SE PRODUISENT.

L'étude des différentes observations de blessure de la veine cave inférieure, au cours de la néphrectomie, montre que les lésions de ce vaisseau tiennent à plusieurs causes.

Anatomiquement, le rein droit et la veine cave sont en rapport de contiguïté. Ce rapport est rendu intime par le développement des tumeurs rénales.

Par les modifications qu'il apporte dans la région, le développement pathologique de ces tumeurs nous fait voir comment changent les conditions opératoires, comment augmentent les difficultés de l'intervention, comment sont possibles les blessures du tronc veineux.

Etudions d'abord l'anatomie topographique. Elle nous permettra d'établir nettement les rapports des organes de la région. Nous aborderons ensuite l'étude de l'anatomie pathologique et l'examen des conditions opératoires, en essayant de préciser le mode de production de ces blessures.

Anatomie. — Formée par la réunion des veines iliaques primitives, la veine cave inférieure commence (Poirier) sur le côté droit de la colonne vertébrale, au niveau du disque qui sépare la quatrième vertèbre lombaire de la cinquième, ou un peu plus bas, sur la cinquième vertèbre, légèrement au-dessous de la terminaison de l'aorte.

De là elle monte verticalement le long de la colonne vertébrale jusqu'à la douzième vertèbre dorsale environ : à ce niveau, elle s'infléchit à droite pour gagner le bord postérieur du foie. Nous ne parlons pas du trajet de la veine cave inférieure au-delà de ce point ; la partie située au-dessous du diaphragme seule nous intéresse, puisque nous envisageons la blessure de ce vaisseau au cours des interventions opératoires ayant pour but l'extirpation du rein.

La veine cave inférieure a un calibre supérieur à celui de l'aorte et, par suite, elle se trouve être le plus volumineux de nos vaisseaux. A l'origine son diamètre est de 20^{mm}, il s'élève à 30^{mm} au-dessus des veines rénales, à 31^{mm} au-dessus des veines sus-hépatiques. A cause de ces dimensions, on avait toujours considéré comme mortelles les blessures de ce vaisseau, et on peut envisager les lésions opératoires de la veine cave comme la plus redoutable complication survenant au cours de la néphrectomie.

La veine cave est le tronc commun auquel aboutissent toutes les veines de la moitié sous-diaphragmatique du corps.

Rapports dans l'abdomen. — En avant, elle répond au bord postérieur du mésentère, à la troisième portion du duodénum, à la tête du pancréas, à la veine porte et au bord postérieur du foie.

En dedans, elle longe l'aorte abdominale, dont elle n'est séparée que par quelques ganglions lymphatiques. Nous insistons sur la présence de ces ganglions lymphatiques le long du bord interne de la veine cave : 1° parce que ces ganglions sont toujours pris dans les cas de néoplasie rénale et que leur extirpation souvent difficile est une cause des blessures de la veine cave : 2° parce que ces ganglions, tuméfiés par la résistance qu'ils opposent à la marche du processus néoplasique, peuvent facilement exercer une compression sur le gros tronc veineux, contribuer à rétrécir sa lumière et préparer ainsi la dilatation de la circulation collatérale.

En dehors, elle est successivement en rapport avec le muscle psoas du côté droit, l'uretère, enfin avec le bord interne du rein droit et la partie interne de la capsule surrénale droite.

Les rapports du bord interne du rein et de la veine cave inférieure sont intimes : nous comprenons avec quelle facilité les tumeurs rénales en se développant peuvent englober la veine cave et contracter avec elle de solides adhérences.

Au niveau du hile du rein, la veine cave reçoit la veine rénale droite, bien plus courte que la gauche ; cette veine est envahie de bonne heure toutes les fois qu'il existe un néoplasme rénal. Par la veine rénale la blessure de la veine cave est possible, les blessures de la rénale à son aboutchement dans la veine cave pouvant être considérées comme aussi graves que les blessures de la veine cave inférieure.

Le hile du rein renferme englobés dans les mailles circonscrites par les vaisseaux du pédicule, de nombreux ganglions lymphatiques, toujours tuméfiés, quand une tumeur du rein se développe. Leurs fortes adhérences rendent leur extirpation pleine de danger ; elles sont une cause de blessure de la veine cave.

Anatomie pathologique. — L'anatomie topographique

nous a montré que de tous les organes, la veine cave inférieure est celui qui présente avec le rein les rapports les
plus intimes. L'anatomie pathologique nous fait voir que
ce vaisseau sera, de tous les organes, celui qui subira le
premier l'influence du développement d'une tumeur rénale.

Toute tumeur rénale, en effet, se développe lentement,
insidieusement même, et si une hématurie, « signal
d'alarme », ne vient donner l'éveil au malade et au chirurgien, le néoplasme continue à s'accroître jusqu'au jour où
les douleurs deviennent fortes, les troubles fonctionnels
nettement accusés.

Cette tumeur rénale droite, la seule qui nous intéresse,
occupe un siège qu'il est utile de connaître, indispensable
de préciser. « Reposant en arrière (Guillet) sur une
épaisse couche de muscles et d'aponévroses qui lui for-
ment une enveloppe résistante, bridée en haut et en bas
par des surfaces osseuses, la dernière côte et la crête
iliaque, elle rencontre de ce côté, lorsqu'elle se développe,
un obstacle à son expansion. » En haut, le rein droit
néoplasique, ne peut prendre de l'extension, car le foie lui
oppose une barrière lourde et puissante. Ainsi, la tumeur
rénale se trouve enserrée de tous côtés par des plans
résistants. Une seule voie reste libre, c'est la voie latéro-
abdominale ; elle se portera toujours de ce côté, refoulant
les anses intestinales vers la ligne médiane. De ce fait, la
tumeur rénale devient une tumeur abdominale. Le rein
néoplasique n'est jamais une tumeur lombaire, fait important à retenir.

On comprend, sans peine, qu'une masse de nouvelle
formation apporte en se développant un trouble plus ou
moins intense du côté des organes abdominaux. Le péritoine réagit par une inflammation chronique, des adhérences s'établissent. Tant que la tumeur rénale est bien

encapsulée, ronde, nettement limitée, il ne se produit du côté de la veine cave que des phénomènes de compression dont nous aurons à nous occuper tout à l'heure.

Mais la caractéristique des tumeurs du rein, c'est d'être de bonne heure adhérentes aux organes voisins. Ces adhérences peuvent être telles qu'il est parfois impossible de séparer la paroi de la veine de la tumeur. Témoin le cas de Whitehead en 1884, où il existait si peu d'espace entre la veine cave inférieure et le rein, qu'il fut nécessaire de placer une ligature sur le néoplasme lui-même. Il faut beaucoup de patience au chirurgien pour sectionner toutes les brides, beaucoup d'habileté pour mener à bien l'intervention. La moindre brusquerie, un mouvement trop fort imprimé à la tumeur peuvent se traduire par une large brèche sur la veine cave ; car, fait curieux, les néoplasmes envahissent le plus souvent les parois des vaisseaux, et l'encéphaloïde en particulier rompt vite la capsule et s'attache aux vaisseaux du hile, et de là à la veine cave ou directement à la veine cave elle-même. Pour donner une idée de cette propagation aux vaisseaux, nous citons la statistique de Röhrer. Cet auteur, sur 50 cas de tumeur du rein, a trouvé :

12 fois la propagation sur la veine cave inférieure
9 — veine rénale
3 — ganglions mésentériques

Cette propagation est signalée dans quelques-unes de nos observations (Schede, Manteuffel). Ces auteurs ont trouvé sur la paroi de la veine cave un noyau néoplasique. Pour ne pas laisser de germe dans l'organisme, ils ont dû procéder à l'extirpation de ces noyaux. Dans des cas analogues, leur conduite est à imiter, et il est absolument indiqué de blesser la veine cave de propos délibéré. En somme, la pathologie des tumeurs du rein nous montre qu'à côté des blessures accidentelles, il existe des blessures absolument inévitables.

Conditions opératoires. — Les rapports anatomiques sont, nous l'avons vu, profondément modifiés par le développement des tumeurs du rein. Les difficultés opératoires sont aussi augmentées. Tous les chirurgiens qui ont blessé la veine cave au cours de la néphrectomie, se sont trouvés en présence de tumeurs volumineuses. Et, en effet, ces tumeurs du rein sont souvent énormes. Le sarcome enlevé par Lücke avait une longueur de 21 centimètres, une largeur de 11 centim. 5, une épaisseur de 9 centimètres à son pôle inférieur et de 1 centim. 5 à 3 centim. 5 à sa moitié supérieure. Schede, Bottini, Houzel, Héresco, parlent d'une tumeur du volume d'une tête de fœtus à terme. Manteuffel a trouvé un néoplasme de la grosseur d'une tête d'adulte. Tous ces auteurs signalent, en outre, les nombreuses adhérences de la masse, adhérences la reliant aux organes voisins et, en particulier, à la veine cave. Qu'il s'agisse de sarcomes, de carcinomes, d'encéphaloïdes ou de poches pyonéphrotiques du rein, toujours l'hypocondre droit tout entier est occupé par une tumeur fortement fixée. Dans ces conditions, l'extirpation est très difficile. La section des adhérences est ardue dans une région profonde, où c'est, parfois, millimètre par millimètre, que le terrain doit être gagné, comme dans le cas du professeur Bottini. L'opérateur s'arme de patience, et, pour avancer vers le pédicule, il se sert du bout des doigts recouverts d'une compresse. Par des mouvements d'oscillation de la pulpe digitale, il s'insinue entre la masse de nouvelle formation et l'organe adhérent. La moindre traction trop forte peut amener la déchirure de la paroi veineuse.

C'est le cas de Lücke, où la tumeur, cédant brusquement à une traction trop brusque de ce chirurgien, sort hors de l'abdomen et va rouler sur le plancher de la chambre. Une forte hémorragie de sang noir est un indice de la déchirure de la veine cave.

C'est ainsi qu'Houzel, en faisant basculer la tumeur pour la placer en dehors des lèvres de la plaie abdominale, déchire la veine cave et aussitôt un flot de sang noir inonde le champ opératoire.

La section des adhérences n'est pas la seule difficulté à surmonter. Les ganglions du hile sont toujours envahis, leur dissection est très minutieuse et pleine de périls.

Nous devons citer, en passant, les coulées néoplasiques qui se produisent très fréquemment au cours des diverses tumeurs malignes du rein. Elles enserrent les vaisseaux du hile et la veine cave et peuvent, à cause des fortes adhérences produites, devenir une source de lésions de la veine cave.

CONSEQUENCES CLINIQUES DE CES
BLESSURES

Sur les sept observations que nous donnons, il y a 4 cas de guérison bien établie : (Zöge v. Manteuffel, Bottini, Houzel, Héresco), 1 cas (Schede) qui peut être considéré comme ayant été suivi de succès, puisqu'il y a eu une survie de 17 jours et que la mort fut due à une autre cause. 3 cas de mort.

Dans le 57 0/0 des cas, par conséquent, la guérison a pu être obtenue. Ces résultats font le plus grand honneur à la chirurgie contemporaine. Mais la forte hémorragie qui se produit au moment de la déchirure, la difficulté de poser des pinces au-dessus et au-dessous de la plaie si la tumeur est encore dans l'abdomen, l'épanchement du sang par la rénale gauche, sont autant de raisons qui diminuent les chances de guérison. De tout temps, d'ailleurs, le pronostic des blessures de la veine cave inférieure avait été considéré comme fatal. La Motte et Dupuytren pensaient qu'il était impossible de lutter victorieusement contre l'hémorragie de ces blessures. Delorme et Nélaton professaient la même manière de voir. Les mêmes doctrines faisaient loi au début de l'ère antiseptique.

Schwartz considérait ces blessures comme au-dessus des ressources de l'art et John Liddel, en Amérique, pensait comme lui.

Il était désespérant pour les chirurgiens d'envisager la perspective de la blessure de la veine cave au cours d'une néphrectomie comme un arrêt de mort irrévocable pour l'opéré.

En 1880, Lücke, en présence d'une telle éventualité fait la ligature. Le malade meurt d'urémie.

En 1892, Schede tente la suture qui réussit. Au 17e jour après l'opération, la mort survint pour une autre cause, et on put constater que la citracisation s'était bien effectuée.

En 1895, Zöge von Manteuffel, en présence d'un noyau néoplasique de la paroi, résèque 9 centimètres de long et 2,5 de large. Il fait la suture; le malade guérit.

En 1893, avait eu lieu une ligature totale (observation du professeur Bottini) avec guérison, mais ce cas était passé inaperçu.

En 1901-1902, deux cas (Houzel et Héresco) de guérison après ligature totale.

Ainsi, dans les dix dernières années, le pronostic des lésions de la veine cave inférieure a perdu sa haute gravité. Certes, les blessures de ce vaisseau conservent toujours une haute léthalité opératoire, mais il reste désormais acquis qu'elles peuvent être traitées et guéries.

Un grand pas a été fait depuis l'époque, peu éloignée de nous cependant, où Kœnig, résumant l'opinion de ses devanciers et de ses contemporains, écrivait : « Les blessures des gros vaisseaux, l'aorte, la veine cave, les grosses veines mésentériques, à de rares exceptions près, produisent la mort. »

TRAITEMENT

En principe, le chirurgien, en présence d'une hémorragie aussi effrayante que celle qui succède à la blessure de la veine cave inférieure, court au plus pressé. Il cherche à assurer l'hémostase comme il le peut, par la compression digitale d'abord, et ensuite, si cela est possible, par le pincement de la veine au-dessus et au-dessous de la déchirure. Pour ne pas endommager les parois veineuses, les deux branches de chaque pince sont caoutchoutées avec des drains. Aussitôt la perte du sang arrêtée, l'opérateur éponge, examine minutieusement les lésions, et décide de la conduite à tenir.

Il est évident que, si la résection de la paroi veineuse s'impose, elle se fera entre deux pinces assurant l'hémostase. Plusieurs procédés (compression, pincement temporaire, ligature latérale, suture, ligature totale) pourraient être employés. Examinons la valeur de chacun dans le cas particulier de blessure de la veine cave inférieure.

La *compression* ne peut être employée. L'arrêt de l'hémorragie est dû à la formation d'un thrombus qui oblitère la veine cave sur une partie de son trajet. Mais pour une veine de ce calibre, l'oblitération sur une grande longueur voue le malade à une mort fatale.

Le *pincement temporaire* mérite d'être envisagé sérieusement. Cette méthode a fait l'objet de longues discussions entre Schede et Niebergall, le premier concluant à la supériorité de la suture, le second proclamant la valeur plus grande des pinces à demeure pendant vingt-quatre heures. Il est possible que, dans tous les cas où la pince peut être laissée en place, où on peut la surveiller facilement, l'enlever sans le moindre ennui, ce procédé donne de bons résultats ; mais, pour les blessures de la veine cave inférieure, ce serait très audacieux et très imprudent de laisser des pinces à demeure. « Ce serait, comme le dit le professeur Forgue, avoir plus de chance que de précision ».

Une autre intervention avec anesthésie serait, en outre, nécessaire ; après vingt-quatre heures, le caillot formé n'est pas suffisamment solide pour résister à un effort de toux, à un vomissement. Enfin, il est un argument très sérieux, irréfutable contre le pincement temporaire, et Schede n'a pas manqué de l'opposer à Niebergall. Il est, en effet, des cas où, au cours de l'extirpation de la tumeur, le plus souvent pourrions-nous dire pour les néoplasmes du rein, où se trouve en face d'un envahissement de la paroi veineuse qu'il faut réséquer. Le pincement est alors inapplicable : l'application de pinces obturerait la lumière du vaisseau.

Pour toutes ces raisons, le pincement temporaire doit être écarté comme méthode de traitement.

La *ligature latérale* a été employée dans un cas de blessure de la veine cave inférieure (Observ. III, Helferich). Le malade est mort quarante-huit heures après l'intervention.

Que penser de ce procédé ? Nélaton et Malgaigne, en France, Langenbeck et Braun, en Allemagne, le rejettent en s'appuyant sur ce fait éminemment important qu'il

exposé à des hémorragies secondaires, dues à la chute du
fil qui se produit du cinquième au septième jour.

La 2... d'un pareil accident s'explique par l'ex-
trêm... ... à laquelle est soumise la paroi veineuse
apr... ...ure latérale. On ne peut, en effet, opérer de
cette manière sans comprendre pour assurer l'hémostase
une assez grande portion de la paroi ; il en résulte une
traction assez intense sur le pourtour de la plaie ; par
suite, le catgut peut glisser assez facilement et il se produit alors des hémorragies secondaires. Une expérience
faite en 1895 par Vilar et Brachet confirme absolument
cette manière de voir. Ces auteurs, après avoir mis à nu
la veine fémorale d'un chien, la piquèrent avec l'extrémité
d'un bistouri. La fine ouverture fut saisie avec une pince,
au-dessous de laquelle on fit une ligature latérale avec
une petite soie. Cinq jours après, survint une forte hémorragie secondaire, et l'animal serait mort fatalement si
on n'avait procédé au tamponnement immédiat. Cette
expérience permit aussi à ces auteurs de constater
qu'au niveau de la ligature la tension sanguine était considérable. Il y avait un fort rétrécissement du vaisseau et
à ce niveau le courant ne paraissait pas rétabli.

Il est des cas où la ligature latérale ne peut pas être
employée, c'est lorsque la blessure dépasse le tiers de la
circonférence de la veine.

SUTURE

Nous venons de voir qu'aucun des procédés d'hémostase précédents n'est applicable comme traitement des
blessures de la veine cave inférieure. L'expérimentation,
nous verrons tout à l'heure pour quelles raisons, concluait
au rejet de la ligature totale. Seule, la suture de la plaie

veineuse répondait à cette indication majeure : assurer avant tout la perméabilité du vaisseau.

Nicaise, en 1872, parlant dans sa thèse d'agrégation de Gensoul (le premier qui ait pratiqué la suture veineuse), conseille de ne pas songer à ce mode de traitement des plaies veineuses. Vinay, dans l'article « Veines » du Dict. Dechambre, rapportant deux cas, l'un de Lister, l'autre de Czerny de suture, engage le chirurgien à recourir plutôt à la ligature ou à la forcipressure. Glück essaya sans succès la suture latérale et Hirsch (de Vienne), en 1881, réussit la suture latérale circulaire sur les veines fémorale et jugulaire interne, mais la manqua sur l'artère fémorale. Il trouva, chez les animaux sacrifiés un mois après, les veines perméables et à calibre un peu rétréci : Mayr, en 1890, pratique la suture veineuse, qui lui donne des résultats excellents, tandis qu'en 1891 Niebergall lui préfère le pincement temporaire. En 1892, Schede publie ses nombreux cas de suture veineuse, dont un sur la veine cave inférieure. La malade à qui il avait suturé ce gros vaisseau succomba, 17 jours après l'opération, à une toute autre cause : l'autopsie montra que la suture avait tenu et que la veine était perméable. Ricard en 1892, Romme en 1893, Paul Kay et Tikoff en 1894, Brachet et Manteuffel en 1895, Murphy en 1897, Kuemmel en 1900 et Clermont en 1901, rapportent de nombreux cas de suture veineuse suivis de guérison.

Clermont publie, en outre, plusieurs cas de suture circulaire de la veine cave inférieure chez des chiens. Les animaux survécurent et, au bout d'un mois, on trouva les veines caves perméables mais très rétrécies. Cet auteur conclut qu'il a toujours réussi à rétablir la perméabilité de la veine et que le vrai facteur du succès est l'asepsie. Pour lui, un corps étranger aseptique qui fait saillie dans une veine ne détermine pas la thrombose, qui est l'accident à redouter.

Technique. — Dès qu'un flot de sang noir indique à l'opérateur une blessure de la veine, celui-ci doit s'occuper sans perdre de temps de l'arrêt de l'hémorragie, soit par la compression digitale exercée de chaque côté de la plaie, soit par une double ligature temporaire, soit par des pinces à pression douce. Il fait ensuite la suture comme s'il s'agissait d'une plaie ordinaire. Schede suture sans s'occuper de la disposition des tuniques; Mayr considère comme indispensable au succès leur rigoureuse juxtaposition. Nous croyons que cette juxtaposition n'a pas d'importance, car Tikhoff a vu la cicatrisation s'opérer même dans des cas où l'affrontement exact et respectif des tuniques sectionnées n'a pu être réalisé.

La suture qui convient le mieux (Mayr, Tikhoff et Schede) serait la suture continue. V. Horoch préfère l'aiguille ronde à l'aiguille à arête et la soie fine au catgut. On peut, pour mieux assurer l'hémostase, suturer par-dessus le vaisseau fermé les tissus voisins fibreux, aponévrotiques ou musculaires.

Résultats cliniques. — Nous avons deux observations où la suture a été tentée. Dans l'une d'elles (Schede) une survie de dix-sept jours a permis de voir que la suture avait réussi ; le malade ayant succombé à une autre maladie, l'autopsie fit constater que la cicatrisation s'était bien opérée. Dans l'autre (Zöge von Manteuffel) après résection de la paroi de la veine sur 9 centimètres de long et 2 centimètres de large, la malade est sortie guérie de l'hôpital.

Si on rapproche ces résultats de ceux fournis par l'expérimentation (Clermont), on remarque que la suture veineuse constitue une excellente méthode de traitement.

LIGATURE TOTALE

Les expériences physiologiques sont toujours un utile adjuvant, un auxiliaire indispensable pour le médecin et le chirurgien.

La physiologie expérimentale, en montrant les effets de telle ou telle mutilation voulue chez les animaux, donne au chirurgien, avec de précieuses indications, la mesure de ce qu'il lui est permis de faire ou d'oser.

En présence d'une blessure veineuse, la ligature a toujours été le procédé de choix. Le médecin assure ainsi l'hémostase d'une façon définitive. Mais jusqu'à quel point ce procédé était-il applicable aux grosses veines ? N'y avait-il pas à craindre pour le cas particulier de la veine cave, une mort subite du patient par suite de l'interruption brusque de la circulation dans un vaisseau aussi important, qui ramène au cœur le sang de plus de la moitié du corps ?

Pouvait-on, en un mot, lier la veine cave inférieure ?

Telle est la question que cherchèrent à résoudre les physiologistes, en s'adressant aux animaux, le chien en particulier.

P. Picard, dans une note à l'Académie des Sciences, en 1880, traite des phénomènes consécutifs à la ligature de la veine cave inférieure, *pratiquée au-dessus du foie*. Il dit :

« Les animaux succombent toujours aux suites de cette opération ; cette terminaison est obtenue dans des temps variables selon les animaux, entre une demi-heure et trois ou quatre heures.

» Les phénomènes immédiats sont ceux que détermine- rait une hémorragie abondante.

» Les faits ultimes sont analogues également à ceux qu'on observerait à la suite d'une anémie brusque ; ils consistent d'abord en un arrêt respiratoire, à la suite duquel la pression moyenne continue à baisser. Le nom- bre des systoles diminue, ainsi que leur amplitude, et en une minute ou deux on a un arrêt complet du cœur et secondaire.

» La cause de ces phénomènes anémiques est révélée par l'étude des pressions veineuses du système vasculaire sous-diaphragmatique. En effet, au moment de la liga- ture, en même temps que diminue la tension caroti- dienne, on voit s'élever les pressions des veines dans les membres inférieurs et dans la cavité péritonéale, et cet accroissement persiste jusqu'à la mort. »

Ces observations montrent que le sang est moins abondant dans les régions supérieures, parce qu'il s'est immobilisé, à la suite de l'opération, dans le système sous-diaphragmatique. Les centres nerveux, les muscles respiratoires, le cœur, etc., sont donc exactement dans les conditions où on les aurait placés si ce sang immobi- lisé avait été soustrait à l'organisme entier par une hémor- ragie.

Ainsi l'expérimentation rejetait d'une façon absolue la ligature de la veine cave inférieure. C'est d'ailleurs à par- tir de cette époque (1880) que les chirurgiens, en présen- ce d'une lésion de ce vaisseau, tentèrent dans tous les cas de pratiquer la suture veineuse. Mais la suture n'est pas toujours possible et c'est ainsi qu'en 1893, le professeur Bottini, dans un cas désespéré où la suture n'avait pas réussi et où il craignait de voir l'opérée succomber sur la table d'opération, lia, avec une émotion bien légitime sans doute, et quoi qu'il pût advenir, ce gros tronc veineux. La malade survécut contre toutes les espérances et sortit guérie de l'hôpital.

Ce fait passa à peu près inaperçu, mais il suscita des études intéressantes de la part du docteur Purpura, qui chercha à expliquer le démenti que le fait clinique observé par le docteur Bottini avait semblé donner à la physiologie. Il est utile de relater ces expériences.

Le docteur Purpura a publié un important travail sur la ligature de la veine cave inférieure chez les animaux. Il a pratiqué, sur des chiens et des chiennes, des ligatures brusques, des ligatures lentes. Ces dernières ont seules permis la survie des animaux, en donnant le temps au réseau supplémentaire de se dilater.

Après un grand nombre d'expériences, il formule les conclusions suivantes :

« 1° Dans quelques cas, sur des chiens et des chiennes, la vie est possible avec la ligature au premier temps de la veine cave inférieure en un point quelconque depuis l'union de la veine iliaque primitive jusqu'au foie : c'est encore plus difficile au-dessus de la veine rénale.

» 2° Une sténose de la lumière dans la veine cave prépare le terrain favorable à l'oblitération complète.

» 3° L'orifice de compensation, si l'oblitération se trouve immédiatement au-dessous de la rénale, est assuré par la veine extra-rachidienne antérieure, l'utéro-ovarienne gauche, l'utérine, et, au second plan par les veines de la paroi abdominale et la mésentérique inférieure. Si l'oblitération porte au-dessus de la rénale, le circuit est rétabli

par les vaisseaux de la capsule du rein, par la veine extra-
rachidienne antérieure, par celle de la paroi abdominale
et par la mésentérique inférieure.

» J'ai démontré par de nombreuses expériences en 1899,
ajoute-t-il, que le développement antérieur d'une circulation collatérale prépare un terrain favorable à l'oblitération complète de la veine cave inférieure, et que, même
*dans certains cas, chez les chiens et les chiennes, la vie est
possible avec la ligature brusque du premier coup de la
veine cave inférieure.* »

Cherchant à nous rendre compte par nous-même du
résultat de ces expériences, nous avons, avec M. le professeur Forgue, pratiqué sur un chien, le 5 février 1903,
après laparatomie et en observant toutes les règles vou-
lues de l'asepsie, la ligature brusque de la veine cave inférieure, au-dessous des veines rénales. L'animal avait été
chloroformisé.

Après une période d'assoupissement qui dura plusieurs
heures, cet animal ne présenta rien d'anormal.

Pas d'œdème des membres inférieurs, pas de troubles
circulatoires. Il mangea dès le lendemain et survécut pendant vingt jours. Nous l'aurions sacrifié pour faire l'autopsie et nous rendre compte comment s'était rétablie la
circulation. Malheureusement un mauvais plaisant nous
le laissa échapper.

Cette expérience ne pouvait nous suffire. Il était intéressant de voir le résultat que nous donnerait une ligature au-dessus des veines rénales. A cet effet, nous avons
pris un autre chien et après laparatomie nous avons pratiqué la ligature brusque au-dessus des veines rénales.
Nous avons remarqué, aussitôt la ligature serrée, une
congestion intense des reins, une diminution de l'impul-
sion cardiaque, moins de fréquence de la respiration.

L'animal présentait des signes d'adynamie profonde ; une heure et demie après il pouvait se tenir sur ses jambes. La mort survint très rapidement en trois heures.

Nous avons constaté ce fait, nous ne le commentons pas. C'est aux physiologistes à l'interpréter, à chercher à pénétrer les raisons qui déterminent une mort aussi rapide.

Résultats cliniques. — Si à ces résultats expérimentaux nous opposons les résultats cliniques, nous voyons que, dans les quatre cas de ligature brusque de la veine cave inférieure (Lücke, Bottini, Houzel et Héresco), il y a eu trois cas de survie et de guérison. Lücke ne précise pas quand il parle de la ligature de la veine cave.

La ligature a été faite par Bottini et Houzel au dessous des veines rénales. Héresco ne parle pas du point où a porté sa ligature. Il eût été utile de le savoir.

Mais le fait important, c'est que, sur quatre cas (dont un manque de précision) de ligature de la veine cave, il y a eu trois guérisons, alors que les expériences physiologiques ne pouvaient pas faire espérer un tel résultat.

Il y a là une contradiction, apparente peut-être, mais qu'il faut expliquer. Sans doute, la circulation collatérale du chien n'est pas aussi développée que celle de l'homme, mais, à côté de cela, il existe d'autres raisons, qui nous permettent de juger comment la vie a été possible, dans tous les cas chez l'homme, avec la ligature brusque de la veine cave inférieure.

Dans les trois observations de ligature totale de la veine cave inférieure, les chirurgiens ont eu affaire soit à une hypertrophie néoplasique du rein, soit à une poche volumineuse développée dans sa substance. Il a toujours été noté que la tumeur présentait des adhérences avec la veine cave, et il est très vraisemblable que, dans tous les cas, ce vaisseau était comprimé par la masse carcinomateuse ou pyonéphrotique. Mais ne sont-ce pas là réalisées les conditions de la ligature graduelle ? La tumeur commence de bonne heure à presser sur les parois du vaisseau, à rétrécir sa lumière, à diminuer son calibre. La présence de ce rétrécissement graduel est un obstacle au passage du sang et un facteur du développement de la circulation collatérale. Les veines complémentaires se dilatent de plus en plus, à mesure que la pression exercée par la tumeur sur le gros tronc veineux devient plus forte. Le réseau veineux supplémentaire sera prêt à suppléer la veine cave le jour où son oblitération sera opérée. La ligature ne fait alors que continuer, achever l'oblitération naturelle que la croissance constante de la tumeur aurait inévitablement amenée.

En somme, il y a, chez l'homme et chez la femme, des anastomoses caves et porto-caves qui peuvent suffire à assurer le retour du sang au cœur après oblitération ou ligature de la veine cave. Chez la femme, tous les observateurs reconnaissent une très grande influence, une prépondérance marquée du plexus veineux utérin et ovarien, une grande importance à la veine utéro-ovarienne.

Ces remarques sont très instructives si nous envisageons que les trois ligatures de la veine cave que nous rapportons ont été faites sur des femmes, c'est-à-dire chez des personnes où un réseau spécial existe, réseau préparé par toutes les phases de la vie génitale à subir des augmentations de volume.

Citons, pour mémoire cette curieuse remarque de Vimont dans sa thèse sur les oblitérations de la veine cave inférieure :

« Lorsque la veine cave inférieure est oblitérée dans son tiers inférieur, dit-il, les faits tendent à prouver (il cite à l'appui de nombreuses observations) que la circulation se rétablit par les veines pariétales (Sappey et Dumontpallier, Goetz, Meisner, Kahler, Parisot, etc.), et chez la femme par les veines utérines, utéro-ovariennes, urétériques et rénales, c'est-à-dire par les veines viscérales. »

Chez la femme, par conséquent, il n'est pas rare de voir la suppléance s'établir par les vaisseaux ovariens, lorsque l'oblitération intéresse la partie inférieure de la veine cave. Hallett rapporte un cas où il a vu, par suite d'une oblitération du gros tronc cave, la veine utéro-ovarienne droite rétablir la circulation interceptée.

Dans une observation rapportée par Parisot, cet auteur a trouvé la veine ovarique gauche avoir le volume d'une plume d'oie et, tortueuse, sinueuse, aller se jeter dans la veine émulgente.

Kundrat a observé un cas dans lequel, à la suite d'oblitérations anciennes de toute la veine cave inférieure et des veines pelviennes du côté droit, la veine ovarienne gauche avait acquis le volume d'une anse intestinale.

CHOIX DU PROCÉDÉ

Un fait très important au point de vue chirurgical reste acquis : deux méthodes de traitement, la suture et la ligature totale, ont donné des résultats satisfaisants, des succès durables.

Les autres procédés, compression et ligature latérale, ne méritent pas de nous arrêter : les inconvénients ne compensent pas les avantages qu'on pourrait retirer de leur emploi.

Quant au pincement temporaire, nous ne pouvons le recommander. L'extraction de la pince après vingt-quatre heures nécessite une seconde intervention, et, après ce laps de temps, le caillot peut sauter à la suite d'un vomissement ou pendant une quinte de toux. C'est courir trop d'aléa que de s'en tenir à un moyen d'hémostase aussi incertain.

Restent en présence la suture et la ligature, dont il convient de fixer les indications. Nous faisons remarquer tout de suite que la ligature totale est bien plus facile à exécuter que la suture, à cause de la profondeur de la plaie. C'est d'ailleurs devant une grande difficulté à effectuer la suture qu'Houzel (observ. V) s'est décidé à faire la ligature.

Évidemment nous n'oserions conseiller la ligature dans tous les cas bien que l'exemple des chiens cités par le docteur Purpura, l'exemple de notre chien survivant à la ligature brusque de la veine cave inférieure, donnent plus d'espoir chez l'homme, où le réseau collatéral est plus développé et où il a eu le temps d'être préparé par une dilatation graduelle.

Nous conseillons volontiers la ligature totale au cas de blessure de la veine cave inférieure toutes les fois que ce vaisseau est lésé en dessous du point d'abouchement des veines rénales, toutes les fois qu'on peut placer la ligature supérieure au-dessous des veines rénales.

Mais lorsque la déchirure porte sur la partie de la veine cave située à l'abouchement de la rénale et au-dessus, lorsque la paroi veineuse à réséquer remonte très haut, la ligature nous paraît tout à fait contre-indiquée. Lier la veine cave au-dessus et au-dessous des rénales, ce serait, la physiologie nous le montre, vouer le malade à la mort.

C'est aux physiologistes qu'il appartient de donner les raisons pour lesquelles la vie est incompatible avec la ligature brusque de la veine cave au-dessus des rénales. Peut-être la ligature en cette partie du vaisseau serait-elle indiquée, si une compression bien nette par la tumeur était remarquée au cours de l'opération ; mais il faut formuler à ce sujet les plus grandes réserves. Toutes les ligatures sur l'homme ont été faites au-dessous des rénales, et bien qu'Héresco ne parle pas du point où il a fait porter la ligature, il est permis de penser que c'est au-dessous de l'abouchement des veines du rein.

CONCLUSIONS

I. — Les blessures opératoires de la veine cave inférieure sont très graves, mais ne sont pas nécessairement mortelles.

II. — La suture d'une plaie de cette veine constitue un procédé de choix, lorsque la lésion porte au-dessus de l'abouchement des veines rénales, car, seule, elle conserve au vaisseau, quoique un peu amoindrie, sa perméabilité.

III. — La vie est possible après la ligature totale et brusque de la veine cave inférieure.

IV. — La ligature totale de la veine cave inférieure est indiquée, lorsque la blessure de ce vaisseau permet de la faire porter au-dessous des rénales.

BIBLIOGRAPHIE

ALBARRAN. — De la conduite à tenir dans les déchirures de la veine cave au cours des opérations sur le rein. Société de Chirurgie, 24 décembre 1902.

ALBARRAN et IMBERT. — 1902.

BRACHET. — Thèse Bordeaux, 1895.

BRAUN. — Deut. med. Wochens., 1881, n° 31, 32, 33.

CASSE. — Thèse de Montpellier, 1897.

CLERMONT. — Presse Médicale, 1901. Suture des veines.

DUPLAY et RECLUS. — Traité de Chirurgie.

FORGUE. — Rapport au Congrès d'Urologie, 23 octobre 1902.

FORGUE et RECLUS. — Traité de Chirurgie.

GUILLET. — Tumeurs malignes du rein. Th. Paris, 1881.

GLUCK. — Arch. f. klin. Chir., XXIV.

HÉRESCO. — Société de Chirurgie, 17 décembre 1902.

V. HOROCH. — Allgem. Wien. Zeit. med., 1881.

HELFERICH. — Virchow. Archives.

HOUZEL. — Revue de Chirurgie, 1903.

KUMMEL. — Viener. med. Presse, 1900.

P. KAY. — Kiel, 1894.

LECERCLE. — Th. Lyon, 1902.

Von LEPPEN. — Hahneman Mouth Philad., 1893.

LUCKE. — Sarcome du rein droit. Deut. Zeitsch. f. chir., Bd XV, p. 114, 1880.

MAYR. — Ueber die Venennaht. Dissert. inaug. Erlangen, 1890.

MEREDITH. — Semaine Médicale, 1884, pag. 440.

MURPHY. — Med. Rec. New-York, 1897.

NICAISE. — Th. d'agrégation, 1872.

— 68 —

Niebergall. — Deut. Zeits. f. chir., 1892.

Pacinotti. — Gaz. de Osp., Milano, 1893.

Pascale. — Riforma medica, 1901.

Picard. — Compte rendu de l'Académie des Sciences, 1880.

Purpura. — Riforma Medica, 1901, 3, pag. 306.

Quénu. — Traité de Chirurgie, II, 192.

Ricard. — 1892.

Gaston Rolle. — Thèse Paris, 1901. Contrib. à l'étude des lésions traumat. de la veine cave inférieure.

Romme. — Gazette hebd. de Médecine et de Chirurgie, 1893. Suture des veines.

Max Schede. — Arch. für klin. chir., 1892, vol. XLIII, p. 338.

Tikhoff. — Annales de Chirurgie (Russe), 1894, IV.

Tmazza. — Riforma Medica, 1894.

Whitehead. — Brit. med. Journ., 5 nov. 1881.

Vimont. — Th. Paris, 1890.

Vinay. — Art. Veines du dict. Dechambre.

Villar. — Société d'anat. et de physiol. de Bordeaux, 1895.

Zöge v. Manteuffel. — Centralblatt fur chirurgie, 1899.

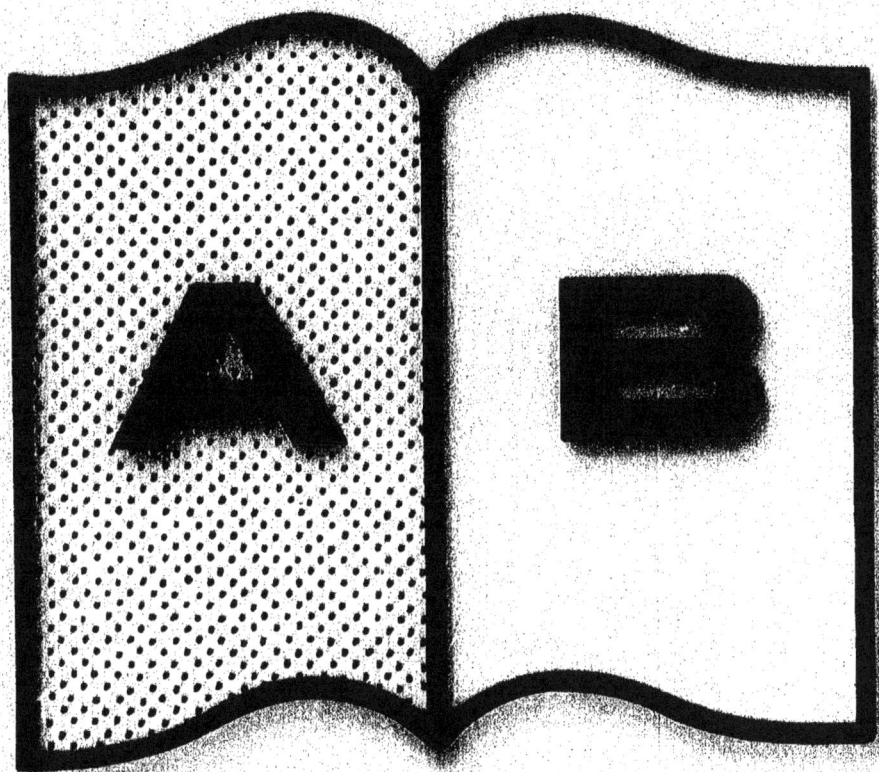

Contraste insuffisant

NF Z 43-120-14

www.ingramcontent.com/pod-product-compliance
Lightning Source LLC
Chambersburg PA
CBHW060649210326
41520CB00010B/1799